叙事疗法实践地图

（修订版）

MAPS OF
NARRATIVE PRACTICE

[澳] 迈克尔·怀特 ———— 著

李明
曹杏娥
党静雯 ———————— 译

重庆大学出版社

译丛总序

叙事心理：开启中国心理学的一个新的篇章

近三十年来，国际临床心理学界有一种心照不宣的转向。那就是：对宏大理论的热情，逐渐让位于对临床实践的关切，让位于对个体独特性的尊重。学界对找到一个可以解释所有人的问题的全能理论，逐渐失去了往日的热忱，转而对如何开启每个人丰富的人生故事与生活的无限可能产生浓厚的兴趣，对如何借助每个个体对自己生活故事的独特解读，找到他们获得生活意义的途径，越来越重视。正是在这样一个心理学的"叙事转向"大背景下，叙事疗法应运而生。

心理治疗的大多数疗法发源于英美国家。心理学研究的对象也主要是白人中产阶级，所以这些疗法的文化根基是英美国家的价值体系。随着我国心理学的发展，心理健康问题越来越受重视，英美国家很多与心理健康相关的价值体系也随着心理治疗理论和实践被引入我国。因为这些理论和实践的背景是医学话语——带有浓厚的应用科学色彩，所以不容易让人和意识形态领域建立关联，从而关于价值观的"话语殖民"问题，学界起初重视不够。但是随着社会的进步，围绕着西方心理治疗体系的理想化光环逐渐淡去。人们发现很多经过西方多年临床实践检验的理论和实践，在我国临床实践中可能会出现意想不到的问题。很多在西方人看来不是问题的问题，在中国临床心理实践中十分常见；很多在西方很普遍的心理困扰，在中国又显得十分罕见。前者譬如"婆媳关系"问题，后者譬如"身份认同危机"。因此，中国临床心理学界急需涌现一些对文化差异高度敏感，重视本土文化对生活意义起重要作用的疗法。叙事心理实践正是这样一种取向。

叙事疗法发源于南澳大利亚的阿德莱德。这个地方风景优美，民风淳朴，人与人的关系融洽而且亲近。人们对那些远离生活的、抽象的心理学概念，似乎有一种天然的免疫。生活在这里的人们和生活在悉尼那样的大城市里的人们对心理学的期待有很大不同。人与人之间，对彼此的体验更为尊重，对彼此的生活故事也更愿意倾听。人们更愿意用幽默的方式处理严肃的生活主题。叙事理念发源于阿德莱德这样一种恬淡朴素的文化土壤，似乎并不奇怪。阿德莱德和我国山东省青岛市是友谊城市，两地有很多文化交流。其实，中国传统文化对朴实这种品质非常看重。山东人也以"朴实"为荣。叙事疗法重视"地方性知识"（local knowledge），这一概念是由美国文化人类学家吉尔兹提出来的。"地方性知识"原本是指部落、村寨独有的阐释体系，后来其含义延伸到了特定社区乃至特定人群独有的观念框架和经验体系，或者说是理解发生的语境（context）。在心理咨询与治疗领域，这些特定群体可以以年龄区分，比如儿童、青少年、成年人、老年人等；也可以以身份区分，比如大学生、父母、公务员等。其实每个群体都有自己独特的话语风格。要理解他们的内心世界，必须尊重他们自己的话语体系。这是文化相融性的必然要求。与孩子工作就要以孩子的语言，与成人工作就要以成人的语言。诚如佛教所言"应以何身得度，即现何身度之"。如果心理学家拘泥于一种精神病学的话语，或者用高高在上的抽象心理学概念体系去理解来访者，理解的产生无疑会困难重重。

叙事疗法自开创以来，以达利奇中心（Dulwich Centre）为中心形成了一个国际叙事专家群。此外也有很多独立专家在兢兢业业地从事叙事研究和实践。这些年出版了很多优秀的学术研究专著和临床实践专著。叙事疗法特别重视语言的作用，对话语权力特别敏感。而且作为一种后现代心理治疗的代表取向，叙事疗法深受后现代哲学思潮的影响。后现代思潮对宏大话语、对人们心理的控制性采取一种深刻的批判态度。叙事疗法相关的专著，对语言的应用颇具特色。大家耳熟能详的心理学术语可能会在较为独特的意义上被诠释。很多新的日常语言又可能被引入学术交流的空间，被赋予独特的意义。因此，叙事领域的著作翻译起来困难重重。我国叙事疗法的发展方兴未艾，心理学同仁和社工同仁对叙事疗法的学习热情与日俱增。然而，中文世界的叙事著作尽管在逐渐增加，但还是远远不能满足学界的需求。重庆大学出版社自发引进一批叙事疗法经典著作，出版"叙事治疗经典译丛"，这会成为我国叙事疗法发展史上的重大事件。作为一名叙事疗法的实践者，我认为丛书的出版会对我国叙事心理学的发展乃至整个中国心理学的发展作出重要贡献。

中国心理学的国际化进程是一个非常重要的步骤。在本土化的基础上能够在国际心理学舞台发出中国心理学的声音，这一点非常重要。但是要实现这一点，与国际同行之间深入有效的交流学习是一条必经之路。一套高质量的译丛，对我们了解叙事领域发展的现状和前沿，掌握叙事疗法发展的动向和深度，至关重要。在平常的工作和教学过程中，经常有同行请我推荐一些与叙事相关的中文文献。这个朴素的要求，却每每让我感到为难。不是说我们没有中文著作，而是真的远远不够。有了这套译丛，相信国内对叙事领域感兴趣的专家同行会深感宽慰。我认为，这将开启中国心理学发展的新篇章！

北京林业大学　李　明
于阿德莱德
2018年7月1日

致　谢

诺顿出版集团（Norton & Company）邀请我写一本书介绍叙事疗法的实操方法，以便学习叙事疗法的读者能从中获益。我对这一邀请深感欢欣，于是接受了他们的请求。三年之后的今天，本书终于可以付梓了！在此谨向为完成此书作出贡献的诸位同仁表示衷心的感谢!

首先感谢切瑞·怀特（Cheryl White），在我尚未动笔之前，她就相信这本书一定可以写成，并在整个写作的过程中不断给我鼓励。其次，感谢大卫·丹保罗（David Denborough）对本书的持续关注，以及对书中各个章节提出的反馈意见。没有切瑞·怀特和大卫·丹保罗的帮助，这本书是难以问世的。

感谢苏珊·蒙罗（Susan Munro），关于这本书的设想是她在诺顿出版集团任主编时提出的；感谢德保拉·麦姆德（Deborah Malmud）对本书初稿的支持和肯定。苏珊和德保拉对本书的认可和信心，也给了我自信，使我坚持到底，最终将其完成。

感谢凯西·洛布（Casey Ruble）在审稿过程中所做的努力。我还要感谢她对本书手稿的浓厚兴趣和作出的重大贡献，她提出的关于书中章节结构调整的建设性意见，使得本书更加完善。

前　言

这本书是关于叙事心理实践地图的。为什么使用"地图"这个词呢？喔，是因为我本人总是对外面的世界充满了迷恋。我出生于一个工薪家庭，住在一个工人阶层的社区，与外界的接触很有限，但这并不影响我对外面的世界充满好奇。小时候，我手捧地图通过幻想而畅游世界。

10岁生日那天，我收到了一个生日礼物——一辆崭新的自行车。这是迄今为止对我意义最为重大的礼物（现在我也离不开自行车）。在地图的指引下，在弟弟、朋友们，还有小狗"王子"的陪伴下，我花了好几天时间骑着车在周围的社区游玩——外面的世界令我非常迷恋，却又让我感到难以企及。我现在仍能回忆起第一次骑车进入中产阶级世界时发出的惊叹，感觉那些地方就像我从收音机、广告牌和能拿到手的为数不多的杂志中看到的20世纪50年代的"美国梦"一样。

生命中最重要的一次探险是在13岁那年。爸爸买来一辆"不错"的汽车，我们整理行装踏上了旅程——穿越南澳大利亚，进入维多利亚（东部一个临近的州），然后沿着大洋路，一路到达墨尔本。我对旅途中浩瀚无际的一切景致毫无准备，邂逅了一生中难以想象的美丽的地质风景，经历的探险至今历历在目。

每晚，在昏黄的煤油灯下展开地图，我便开始预想接下来的探险。地图伴我度过旅行中的每个无眠之夜。记得我们每天启程时，并没有具体的旅行计划，只选取几个地方作为备选的目的地。路线也并非事先决定好的，我们专找那些景色优美的偏僻小路前行。

如今，童年在故乡的游历，以及从澳大利亚港到墨尔本南部沿海之路的美好记忆都已远去。但迄今为止，不论是出差途中，还是在偶尔准备驾驶塞斯纳飞机和派珀飞机越野旅行的时候，我仍然很享受展开地图的感觉。一生对地图的迷恋，让我把它看成了一种隐喻。它帮助我理解在心理工作中来访者向我咨询的一系列担忧、困境和问题。当我们一起坐下来时，我们便开始了一次目的地、路线都不确定的旅程。途中可能会经历一些特别美丽的路线，到达未知的港湾。而当我们到达这些目的地之后，又将踏上新的旅程。

这种探险需要来访者不断地对其生活进行探索，发现新的内容，而不只是去谈论那些已知的、确定的生活内容。这一点是显而易见的，例如在咨询中，有时候来访者会改变自己的目的，突然觉得另外某个咨询目标变得很重要，或是出现之前没有预见的变化并欣然接受。在治疗工作的初期，来访者的目标或许是要变得更加独立，但在咨询过程中却放弃这个目标，转而希望在生活中更加开放地接纳和别人的相互依赖关系。有时候，一对情侣起初想要解决他们之间的分歧，但随着咨询推进，他们可能逐渐承认并且欣赏彼此的不同。

这本书中提到的地图，其实与生活中其他地图类似，都能够作为旅行的指引——所以当我们在和来访者一起探索生活中的困境和问题时，就可以像运用其他地图一样，利用本书中的地图，找到那些未知的路。此外，本书中的地图和其他地图一样，它们指引我们，却不会预先规划好要走的具体路线，通往目的地的道路可以由我们选择，条条大路通罗马。这些地图是在我多年来向他人解释叙事治疗对话的过程中形成的。需要强调的一点是，这本书并不是叙事心理治疗的唯一指定地图，也不是叙事治疗实践的"真正""正确"的指南。这对任何叙事实践而言都非常重要。

我必须强调的是，作为地图的作者，我并不会用它们来束缚我和来访者的对话。治疗中的对话不是既定的，我也从没试图在来访者表达之前就预先定好回应的方式。但是，这本书中提到的地图，确实会有助于我对来访者作出回应，给他们提供一个自我探索的机会，让他们可以发现生活中那些被忽略的地方。这让来访者能用超越其期待的方式去探索他们生活中的困境与问题。

这样的地图可以用来组织治疗性的提问，可以调动来访者的兴趣，以新的视角来解读、理解其生活事件，对某些被遗忘的生活片段感到好奇，对他们自我认同中的盲区感到着迷。有时，来访者会对自己面对困境时所作出的反应感到惊喜。而且我相信，地图所形成的治疗性提问，将成为灵感的来源，有助于咨询师丰富其自身从事心理工作的故事乃至其整个人生故事。对我个人而言就是如此。

在教学过程中，有学生问为什么治疗过程必须要有地图。我的回答是："这根本就不是必须的。"但我相信，随着治疗活动的推进，我们总是在使用某种指导思想，有时候甚至盲目相信这些思想，我们会对它们习而不察，进而无法进行批判和反思。这其实是很危险的，这可能会让我们不知不觉地重复一些"套路"，每个咨询对话看似差不多，而不能够就来访者的情况具体问题具体分析，这将阻碍治疗的进展。所以，很庆幸并不是所有人都会像我一样，用"地图"和"旅行"来比喻治疗活动。毕竟世界上有无数的比喻可用来描述治疗活动。我很欢迎用其他比喻来说明这本书提到的治疗实践。

我还想提一下：咨询师如果对本书中的地图不够熟悉，在最初可能会觉得用起来不方便、不自然或是不好操作。这是意料之中的：当治疗性对话进入一个新领域时，我们需要熟悉这个领域，去慢慢掌握、精通进行这些探索的相关技能，这自然需要花大量时间。关键就是练习、练习，再练习。

有趣的是，练习越严格，后面才越有可能出现自发的行为——习惯成自然，生活中最自然的部分正是我们平日练习最多的。和那些即兴创作的音乐家一样，只有对治疗技术足够投入，做足够多的练习，才能在治疗性对话中进行更好的即兴表现。而且，我们技术发展的空间永无止境。

我本人也永远是学徒，因为我知道，在提高治疗性谈话的效果方面我永远不会对自己所做的感到满意。迄今为止，如果我有机会重新来过的话，我一定会在某些方面以不同的方式与来访者谈话。我这么说并不是妄自菲薄，否认或贬低我的贡献，也不是要削减我在其中感受到的乐趣，而是作为一名咨询师，要对自己的行为保持一种反思的态度。

我对带着地图进入未知的旅途总是充满期待。希望通过这本书，可以表达出我通常在治疗性对话中感受到的快乐和迷恋。同时我也希望这本书描绘的地图能对读者在治疗实践的探索过程中有所帮助。

目　录

1
外化对话

许多来访者认为，他们生活中的问题是他本人或是他人的品性（identity）导致的，抑或是他们人际关系本身的反映。这种想法决定了他们解决问题的努力方向，遗憾的是，这种努力必然会加重问题。于是，来访者更加坚定地认为，他们生活中的问题反映了自己、他人或者人际关系的本性，这些问题成了既定"事实"。总之，人们把问题归因于自己或他人的内部属性——也就是说，他们或者其他人本身就是问题。这种信念，只会让来访者深深陷入他们原本想要解决的问题中。

外化对话的技术可以通过把问题对象化而改变这种内化的理解。把问题对象化，而不是像文化实践中那样把人进行对象化。外化对话能让人们体验到自己不是问题。问题本身才是问题，人不是问题。在外化对话实践中，问题不再是个人品性的"真相"的表现，这样一来，解决问题的方法就突然变得可见，并且可行。

杰弗里

我结束与一对夫妇的咨询，在与他们

下楼梯时，我发现等候室里有点嘈杂，与此同时，我听到接待员安慰别人的声音。随着等候室里的混乱逐渐平静，我想不管刚才发生了什么，现在应该已经解决了。刚结束咨询的这对夫妇预约了下一次的咨询，然后我在记事本上看了一下，接下来的访客是一个家庭：贝丝、安德鲁和他们的儿子杰弗里。这是他们初次来访，我走进等候室，却发现一个人也没有。

这时，我意识到大街上声音很大，于是我想去一探究竟。我正要走到街道上时，一位女士迎面而来，差点儿把我撞倒。"哦，对不起！对不起！"她不假思索地说道，"你是迈克尔·怀特吗？"我犹豫了片刻，心里想着接下来可能会发生的事，然后回答"我是"。这位女士于是赶紧解释：她的儿子，杰弗里，刚才骑着等候室的木马上街去了。不知道他是如何知道街道的尽头有一条赛马道的，显然他是想一显身手。贝丝、安德鲁和我们的接待员都追在杰弗里身后，想要告诉他这不是赛马的时候，但随后现场变成追人大赛。但是贝丝告诉我，现在局势已经得到控制，人很快就齐了。

的确，我们很快就在咨询室就座了——贝丝和安德鲁在椅子上，杰弗里坐在多了两条腿的木马上，显然这匹马还是个近视眼，它总是撞上一切可以撞上的东西。我虽然觉得这很奇怪，但还是把注意力转到安德鲁和贝丝身上，试图了解他们来这里的目的。为了回答我的问题，安德鲁突然从椅子上蹦起来跳向我——刚开始我以为他是想跳到我身上，但是跳偏了，我猜，他可能也有点近视吧。但这个举动并没有恶意，而是想要防止我椅子背后的白板砸到我。虽然我仍觉得有点心绪不宁，但依然对他的行为心存感激。几分钟之后，安德鲁和贝丝的努力终于有了一定的成效，屋子里慢慢开始有秩序了。趁这个机会，我再次询问他们此行的目的。

安德鲁：我觉得你早就猜到了。

迈克尔：不是要治疗近视吧？

安德鲁：什么？

迈克尔：没什么。我觉得还是听你说说比较好。

安德鲁：嗯，你肯定也应该猜到了，杰弗里很难应付。他得了注意力缺陷多动症（ADHD），这已经被两个儿科医生和一个教育心理学家证实了。

贝丝：是的，杰弗里大部分时间都是这样，最近我们才知道面对的是什么问题。我们最近刚刚学习了关于ADHD的知识。

迈克尔：也就是说，这是最近才作出的诊断吗？

贝丝：今年初我们才确定——已经八九个月了，但我们很长时间以来就怀疑是ADHD。

迈克尔：得到这个诊断后，感觉怎么样呢？

贝丝：如释重负，是吧，安德鲁？

安德鲁：是啊，我们都感觉松了一口气，好歹算是确诊了。

迈克尔：那么，需要我做什么呢？

安德鲁：我们刚见了另外一个儿科医生，和他谈论了关于药物治疗的担心。他建议我们和你见个面，他说你见过很多像杰弗里这样的孩子，可能会提供一些帮助。

迈克尔：关于药物治疗，你的担心是什么？

贝丝：让他吃药，对我们和其他人来说，确实是好办一些，但是我们担心的是他的性格会改变，对吧，安德鲁？

安德鲁：是啊，我们担心会失去什么东西，所以我们在这件事情上得谨慎一点儿。而且，我们还有些方法没试过，不想就去吃药。所以就来这儿了。

迈克尔：杰弗里知道他得了ADHD吗？

贝丝：是的，我们告诉了他我们所知道的一切。他应该知道，因为这是关于他自己的生活，我们觉得这一点很重要。

迈克尔：你说你们还有些方法没试过？

安德鲁：我们尝试过许多方法，包括所谓的"行为疗法"，我们来见你，也是希望有不同的治疗方法。

贝丝：或许你能在某种程度上理解杰弗里。

迈克尔：好的。

这时，杰弗里正在我的椅子下面，装成一匹表演的马，用他的背部移动椅子。我担心是否会伤到他的背，也担心我所处的位置不安全。于是，我暂停了和他父母的谈话，鼓励杰弗里去扮演一匹骆驼，希望能够有点儿效果。这时，我问杰弗里是不是他真有ADHD，他并没有回答这个问题，但他看起来倒是想知道如果自己是骆驼，接下来该做什么。然后安德鲁问道："我们接下来怎么做呢？"

迈克尔：（转过去对着贝丝和安德鲁）现在，我真不知道能做什么。

安德鲁：你还需要了解其他什么情况吗？你还想要知道什么？我们必须找到解决办法。而且，我们听说你接触过很多像杰弗里这样的孩子。

迈克尔：好吧，那首先，最好能让我知道，他得了哪一种ADHD。

贝丝：哪一种ADHD？你是说有不同种类的……

迈克尔：是啊，有很多种类。除非我们知道他是哪一种ADHD，我们才能做点什么，不然我们的努力可能会适得其反。

贝丝：（很气愤地转向安德鲁）他们从来没有告诉我们这些！从来没有人这么说过！

安德鲁：嗯，可能迈克尔会告诉我们……

迈克尔：做诊断并不是我的专长。

安德鲁：但你肯定有很多经验，你能……

迈克尔：是的，我见过许多被诊断为ADHD的孩子，可是我并不擅长诊断。

安德鲁：你是认真的吗？你是认真的吗？（转向贝丝）我们接下来该做什么？

迈克尔：我想我有个办法，能搞清楚折磨你们这么长时间的ADHD是哪一种。

贝丝：（露出了充满希望的表情）好，我们听听。

迈克尔：（转向杰弗里，他刚撒了一盒粉笔）杰弗里，你的ADHD是哪一种？

杰弗里耸了耸肩。

迈克尔：好，现在，杰弗里你告诉我，就告诉我一件事，你的

ADHD是什么颜色的？

　　杰弗里：（立刻迷惑地转向他父母，他们都耸肩，然后转向我）我不知道。

　　迈克尔：啊，我知道了。现在我知道为什么杰弗里的ADHD到处搞砸事情了。如果他不知道他的ADHD长什么样子，他怎么可能对付它呢？杰弗里，对你的ADHD搞的这些事情，你能怎么办呢？

　　杰弗里神情疑惑地看着我，安德鲁和贝丝互相交换了一下眼神，好像在怀疑他们是否来对了地方。然后贝丝耸耸肩好像在说："哦，算了，我们已经来了，就看看接下来会怎么样吧？"

　　迈克尔：真的，我搞明白了！我越来越清楚了，我想我知道是哪一种ADHD了，我以前一定见过。

　　安德鲁：好啊，好啊，这真令人振奋，它是什么？

　　（杰弗里也充满期待地看着我）

　　迈克尔：杰弗里，你有个弟弟，是吗？

　　杰弗里点点头。

　　迈克尔：他叫什么名字？

　　杰弗里：克里斯蒂安。

　　迈克尔：我没见过你弟弟克里斯蒂安。但是就像你有个弟弟，你的ADHD也有个弟弟，而且我见过他，你想知道他是谁吗？

杰弗里：告诉我，告诉我。

迈克尔：你知道双胞胎吗？

杰弗里：知道。

迈克尔：嗯，我想你的ADHD也有个双胞胎弟弟。我还见过它，就在几个星期前，在这里见到的。这个双胞胎弟弟和你的ADHD的情况一样。做同样的恶作剧，撞倒所有东西，把这白板撞翻，假装是马在屋子里把所有的东西都撞倒。我就是这样认出了你的ADHD，我之前见过。

杰弗里显然被吸引了，贝丝和安德鲁都在笑，看起来很放松，然后点头向我示意继续。

迈克尔：你想看看你的ADHD的胞弟的画像吗？

杰弗里没讲话，点点头。

迈克尔：好，我见过一个名字和你有点像的男孩，他的名字叫杰瑞。杰瑞也有个让每个人都失望的ADHD。它把所有事情都搞砸。杰瑞也不知道他的ADHD长什么样。所以他和ADHD黏在了一起，做ADHD想做的事情。但是，杰瑞决定画一幅ADHD的画像。你知道他怎么做的吗？

杰弗里：怎么做的？

迈克尔：杰瑞想到一个绝妙的主意。他半夜醒来，好好看了看他的ADHD。他的ADHD正懒懒地躺在离他不远的地方吸着烟，想着新的恶作剧，等着杰瑞醒来就可以做了。但是在ADHD跳到他身上之前，杰瑞在脑子里记下了这幅画面。第二天早上把它画了下来。我可以给你看看杰瑞的ADHD长什么样子。因为他给了我一份，等着我去拿。

杰弗里：（眼睛睁得非常大）给我看！给我看！给我看！

贝丝：等等，迈克尔会拿来给你看的。

迈克尔：（走出咨询室去了办公室，回来的时候，非常严肃地拿着杰瑞的ADHD的大幅画像）看看这个？

杰弗里把画抢了过来。

迈克尔：小心！小心！拿稳了！谁知道ADHD放出来之后会发生什么事情。如果你的ADHD和杰瑞的ADHD都被释放了，结合在一起，谁知道这幢楼会发生什么，整条街会发生什么。

安德鲁：我们都得逃跑了。

贝丝：所以，拿稳了。杰弗里，来，我来帮你。

杰弗里紧紧地拿住这幅画，睁大眼睛研究它。

迈克尔：杰弗里，我也不能完全确定这就是你的ADHD的胞弟，所以我们必须确认一下才能采取措施。

贝丝：我们怎样才能弄清楚呢？

杰弗里：（充满热情）是啊，是啊，我们怎样才能弄清楚？

迈克尔：我不知道，我得问问你们的意见。

安德鲁和贝丝带头开始猜测，怎样才能确定它们的双胞胎关系。虽然杰弗里断然拒绝了他们所有的建议，但我却对其中一些很感兴趣，所以在征得同意后做了些笔记，以便在以后的家庭工作中做些参考。随后，杰弗里突然想到了一个主意。

杰弗里：我知道了！我知道了！

迈克尔：什么？

杰弗里：我可以在半夜醒来，在它还没有到我身上时，给我的AHD画像。就这样，我就这样做。

（这时，我发现杰弗里在描述ADHD时漏掉一个字母D，他根本没有说ADHD，而是AHD。）

贝丝：这真是个好主意，杰弗里！你可以早上画出画像，然后带来给迈克尔看。

安德鲁：是啊，不错的主意，你什么时候画？

杰弗里：今天晚上。突然醒来，然后画出AHD，不管AHD有多快，我会更快的。

迈克尔：听起来不错。

安德鲁：我们能帮什么忙吗？我们需要在睡觉之前提醒他吗？

迈克尔：我建议你们什么都别说，不要提起它。AHD可能会听到风声，然后比杰弗里反应得更快。我们不要给AHD任何提醒。AHD们很狡猾，是不是，杰弗里？

杰弗里：当然是。

安德鲁：好，这是很轻松的，你的意思是我们就只是坐着……

迈克尔：你们能做的是，早餐的时候可以简单地问问杰弗里："你做了吗？"如果杰弗里回答是，你们就可以用某种方式庆祝一下，然后帮助他画出AHD。如果他说："做什么？"你们就说："没事儿，没事儿。"你们每个早上都这样做，直到杰弗里实现了他的计划。

安德鲁：这很容易。

迈克尔：不一定那么容易。最好你和贝丝能配合好，你们可以在离开前练习一下。

贝丝和安德鲁都笑了。

三周以后我们再次见面，这次的情况完全不同。等待室里非常安静，我还在想这个家庭是不是迟到了。杰弗里、安德鲁和贝丝都在，充满了期待。杰弗里背着手拿着什么东西，发出咔嗒的声音。我们走到咨询室，杰弗里稍微往后拿了一点。贝丝、安德鲁和我在杰弗里进来之前就坐好了。我正对着门，突然间窜出来的AHD活灵活现，把我吓了一跳。

迈克尔：（惊讶地从椅子上跳了起来）哦，哎呀，这是什么，救命！救命啊！有一个AHD在我的屋子里。

贝丝：哦，哎呀！杰弗里，帮帮我们。

杰弗里：（突然从画背后出现，龇牙咧嘴地笑着）吓唬吓唬你们。

迈克尔：哦，可算松了一口气！原来是你啊，杰弗里，你真吓着我了，但是你抓住它啊，可别让它跑了。

杰弗里：我抓住它了。好了，抓住它了。

我们一起研究杰弗里的AHD，把它同杰瑞的ADHD做了详细的比较。我们一致认为，这是杰瑞ADHD的双胞胎。但是，杰弗里的AHD是杰瑞的ADHD突变的复本——一个"变种忍者"，所以更难对付。杰弗里这时非常活跃，开始数落他的AHD做的恶作剧，以及他是怎样说情以节约一天的时间。这让我有机会了解下AHD的行为所导致的后果。

迈克尔：现在我们知道你的AHD是谁了。我们来看看它在你的生活中做了什么。我们应该从哪儿开始呢？

贝丝：嗯，这是个好问题。我有太多想要说的。AHD在很多方面控制了我们的生活。

安德鲁：AHD在学校里给杰弗里带来各种各样的麻烦。AHD在学校给你带来了麻烦，不是吗？

杰弗里：（正在忙着画另一幅AHD的画像）就是。

安德鲁：它也令一些老师们有点儿头痛，是吧，杰弗里？

杰弗里：就是。

贝丝：AHD让你和别的孩子之间的关系有点不和睦，让你和其他孩子打架，对吧？

杰弗里：就是。

迈克尔：它怎么让你和别的孩子闹翻的，杰弗里？

杰弗里：它就是想让我一个人靠边站。

迈克尔：你爸爸妈妈呢，杰弗里？AHD在你和爸爸妈妈之间制造过麻烦吗？让你们不和了吗？

杰弗里：当然有。

迈克尔：什么样的问题？

杰弗里：它也让你头痛，是吗，妈妈？

贝丝：嗯，对，使我精疲力竭。

迈克尔：你爸爸感觉怎么样呢？

杰弗里：呃……它让爸爸脾气变坏，是吗？

安德鲁：是这样的。而且我自己也感觉这样不好。

迈克尔：AHD把杰弗里和老师、其他孩子们以及你们俩之间的关系搞砸，你们对AHD怎么看？

安德鲁：可以说它有点不厚道。

迈克尔：杰弗里，你觉得你爸爸是正确的吗？AHD很不厚道？

杰弗里：对，它是很不厚道，也很淘气。

迈克尔：你说AHD很淘气，能告诉我是怎么个淘气法吗？

在后来的讨论中，杰弗里描述了AHD的计谋和策略，并进一步详细地描述了它们带来的后果。这为更细致地了解AHD对杰弗里生活的影响奠定了基础。接着，我问了杰弗里和他父母如何看待AHD的行为以及AHD对杰弗里的生活所做的安排。

迈克尔：我们进一步了解了AHD要干什么。它在杰弗里和爸爸妈妈、其他孩子以及老师之间制造麻烦。它让杰弗里觉得自己很淘气，也让爸爸妈妈感到失望。我们还清楚地知道了AHD对杰弗里未来的安排。AHD想成为杰弗里唯一的朋友，独自占有杰弗里。

安德鲁：这是我们第一次看到AHD带来的这么多麻烦。杰弗里，这是不是我们第一次这样详细地了解AHD？

杰弗里：当然是。

迈克尔：你们怎么看？我的意思是，你们能接受AHD吗？

贝丝：不，我绝不可能接受。

安德鲁：我也是，希望我们的家庭脱离AHD的魔爪，不是吗，杰弗里？

杰弗里：是啊。我希望家庭重归于好，老爸。

迈克尔：AHD对杰弗里生活所做的计划是怎样的？AHD希望成为杰弗里唯一的朋友。杰弗里，你能接受这个计划吗？

杰弗里：不想。

贝丝：这些计划会让杰弗里的生活极度痛苦，杰弗里不会想那样，是吧？

杰弗里：不想，不想。

迈克尔：好，这个房间里没有人对AHD的做法感到高兴，对不对？

杰弗里：有，有人满意。

迈克尔：谁？

杰弗里：AHD感到满意。（贝丝，安德鲁和我都笑了）

迈克尔：好，我知道了除了AHD，没有人对AHD的行为感到满意，也没有人会遵从AHD的计划，对吗？

贝丝：是啊。

杰弗里：不会。

迈克尔：好，现在确定了。我希望你能告诉我为什么你不喜欢AHD的所作所为和它的计划。

随着讨论的继续，我了解到杰弗里和父母都希望和睦相处，但AHD破坏了杰弗里和他爸爸妈妈之间的关系。杰弗里希望和其他孩子还有老师们好好交往，但AHD破坏了他们的关系。杰弗里对自己的安排和AHD对杰弗里的安排不一致。在交流过程中，安德鲁和贝丝谈到，这是他们第一次听到杰弗里表达对自己生活的看法。

在第二次交谈快要结束的时候，杰弗里和他的父母做出了破坏AHD行为的决定。做出这个决定是因为他们对AHD的影响不满意。杰弗里提出了七条建议，而且对AHD的定位非常明确——他想把AHD当作一位特殊的朋友，但是并不想让AHD主宰他的生活。

第三次面谈，杰弗里的那些提议已经有所成效。我询问了他的家人，大家都看到杰弗里确实有一些知识和技术。显然，杰弗里对他认识到这些知识和技术而感到非常自豪。贝丝和安德鲁创造出有利的环境来支持这些行为，同时，在改善他们和孩子关系的计划中取得了成功。

我和这家人在三个月内又见了六次。在此期间，杰弗里和其父母控制AHD行为的能力都有了提高。他们也更擅长根据事情的轻重缓急来作出反应。贝丝、安德鲁和杰弗里的小学老师也面谈过，解释了他们对AHD的行为采取的新方法。老师在学校内建立的有利环境，也起到了重要作用。

后来我了解到，每件事情都在按计划进行。虽然有时候AHD还是很难管，但杰弗里对他父母力求帮助他渡过难关的努力的反馈能力有了长足的进步，杰弗里也更能预见他行为的结果了。他能更好地和其他小朋友相处，他的老师也认为他做作业时注意力更集中了，上课时也更加配合老师。

追溯：外化对话的缘起

从我发表第一篇外化对话的文章到现在已经有35年了（怀特，1984）。在写这篇文章之前，我一直在探索外化对话在家庭治疗中针对儿童的应用。来访的这些小孩子都有一系列长期棘手的问题。我发现在治疗中，外化对话的探索非常有趣，往往引人入胜，这些孩子和家庭也给出了高度的评价。在发表这些心得时，我选取了"大便失禁"作为第一个课题，来访者通常会为此感受到失败、羞愧、绝望、失落，所以他们总是感到沮丧万分。我通过一些例子来说明，外化对话可以提供一种环境，让已经失去连接的家庭成员重新走到一起，站在共同的立场上，采取行动应对他们遇到的问题。外化对话能够界定和解决问题。我想说明，那些被认为是棘手的、长期存在的问题；那些会导致不愉快，甚至产生严重社会后果的问题，都能以一种轻松、愉快的方式解决。

我没想到，这篇关于"大便失禁"的文章竟引起专业群体如此强烈的兴趣。这对我而言是莫大的鼓励，促使我在更多问题中使用外化对话，发表更多的研究论文。同时，其他咨询师也开始在对儿童、青少年、成年人、个人、情侣、家庭以及团体的治疗中运用外化对话。很快，就有大量的实践者就这个话题发表更多的研究论文，推动了这个新兴领域的发展，将更多美妙的创新公诸于世。

本章有四个主要目的。第一，概述外化对话发展过程中所参考的几个观念；第二，探讨外化对话中咨询师的态度；第三，提供几个我在帮助来访者解决其生活问题时所尝试使用过的隐喻；第四，我将提供一个工作地图，来阐明外化对话实践中所运用的四种问话方法。

影响外化对话的理论

如同之前所提到的，许多来访者认为他们生活中的问题是他们品性或是周围人品性的反映。在这种情况下，他们为解决问题所做出的努力，往往会使问题加重。这又导致人们更坚定地相信：他们生活中的问题是自己或他人性格或天性中"事实"的反映——这些问题就在其自身或别人的内部。

但讽刺的是，对问题内化的理解（以及由这种理解所塑造的行为）是问题产生的主要前提条件。因为人们对生活内化理解的思维习惯是一种重要的文化现象，人们咨询的很多问题实际上是文化的问题。有很多思想史学家追溯过这种文化现象，包括米歇尔·福柯（Michel Foucault）（1965，1973）。福柯对此所作出的贡献，我在其他地方已经说过了。

在此我只对他的贡献进行一点点评价，其他不复赘言。

福柯认为，这种对生活和身份内化思考的本源可以追溯到17世纪中期的西方文化。他认为这种现象在一定程度上，是以下几个方面发展的结果：

- "隔离实践"通过对污名的归属（ascription）和分配（assignment），把无家可归者、穷人、疯子和弱者从大众中区分出来。
- 通过对人身体内部失调的分类与定位，把人的身体客体化。
- "规范化评判"是在专业领域（如法律）之外发展出来的一套评价标准，鼓励人们用"正常"与否来评估、判断自己及他人的思想、行为，是一种社会控制机制。

隔离实践、科学分类以及规范化评判的发展，促成了人们自我认同的客体化。在这种客体化过程中，人在生活中经历的许多问题被看作他们自我的一部分。比如，在专业治疗的情境下，一些咨询师提到某人时，常会说他"失调"或"功能不良"，而且在大众文化中，人们认为自己或他人本质上是"无能的"或"不胜任的"，这种现象很常见。

而在外化对话中，问题就是问题本身——不是人——这可以看作对人身份客体化的一种"反实践"。外化对话把"问题"当作客体，这和文化实践里把"人"当作客体的做法是截然不同的。

当问题与人区分开来时，问题成为一个独立存在的实体；当人们不再把问题看作"真实"自我的一部分，或看成自己生活中一种无奈的"必然"时，人们才会面对困境，采取行动去解决问题。把问题从人的自我认同中区分出来，并不会使人回避责任，相反，它更能使人有所担当。如果一个人就是问题本身，他面对问题时，所能做的就非常少，因为每一个行为都意味着对自我的破坏。但在外化对话实践中，人和问题的关系划分得很清楚，改变这种关系的一系列可能就出现了。

澄清消极自我认同

外化对话还有助于人们澄清在问题的影响下产生的消极自我认同。比如，一个叫萨沙的女士找我咨询。她曾经很抑郁，有自残行为，坚信自己是"令人厌恶的"，因此她本人也很厌恶自己。这种"自我厌恶"主宰着她的生活。随着治疗的进行，我们探讨了这种"自我厌恶"怎样让萨沙相信这种自我认同（"我毫无价值，我一点儿用都没有，我活该"），"自我厌恶"如何指使她伤害自己的身体（"用拒斥、惩罚的态度和方式对待我的身体"），"自我厌恶"怎样干涉她和别人的关系（"将我与他人隔离"）；等等。

这些探讨为进一步描述"自我厌恶"提供了可能：我希望能够弄清楚"自我厌恶"的行为反映了萨沙对生活有着的一种态度，也想搞清楚，如果"自我厌恶"能够说话，它会说些什么。对"自我厌恶"的这些了解，为后期的探讨提供了良好的基础，可以进一步追溯这些态度、声音是如何出现在萨沙的生活中的，去了解这些态度和声音的来龙去脉。这样的谈话，让萨沙第一次把"自我厌恶"的体验和小时候对她专横的人的态度和声音联系起来。外化对话有助于澄清"令人厌恶"的结论，进而为后期改写对话（详见第2章）的发展提供了空间。随着对话的深入，抑郁、萎靡不振等情况在迅速减少，而这些感受曾经充斥着她的生活。

用外化技术来澄清来访者前来咨询的问题时，我们往往会发现，在问题形成的过程中存在着某种"政治权力"。问题形成的历史，也是权力关系的历史，来访者所经历的一切塑造着他们对生活、对自我的消极评论。来访者将这些消极的认同看作自我的一部分，觉得这是真实存在的，经过这种澄清，可以撼动这种"真实性"，促使来访者对其作出质疑和反思。这样一来，人们会发现，他们不再与这些消极认同纠缠在一起，从而有机会去探索生活中的其他领域。而且在这种探索中，他们必然会形成更积极的自我认同。我认为，外化对话对消极认同的澄清和解构非常有帮助。

咨询师的态度

外化对话的提问与新闻调查的形式有些类似。但是，新闻调查在政治立场上并非中立，其主要目的是曝光滥用权力和特权的腐败现象，不是为了解决问题、推动改革，新闻调查也不会与滥用权力和特权的人进行直接的权力斗争。调查记者们不会与其调查的主题"胶着"在一起，相反，他们通常是保持一种"冷静"的态度。

在外化对话中，咨询师需要像新闻调查记者一样，保持"冷静"的态度，去提出一系列问题。这有助于咨访双方更好地了解问题的特征、问题的活动与行为方式，以及问题的企图。在这一阶段，不鼓励来访者去解决问题、改变问题，也不鼓励来访者直接与问题对抗。

比如，咨询师有可能接待被诊断为精神分裂症，且患病多年的来访者。往往在咨询一开始，来访者就会谈到他最关心的问题。在语言表述上，来访者会使用更贴近其日常生活的语言，而鲜少用类似"精神分裂症"这样的诊断术语。问题可能会被表述为其生活问题的特质，或是失败感、适应性差，抑或是在"魔鬼的声音（幻听）"控制下的暴行。例如，我有一个名叫哈罗德的来访者，他的主要问题就是有个"魔鬼的声音"在控制着他，指使他去骚扰他人。在这种情况下，外化对话不要求哈罗德去对抗这些声音，也不是要他反对它们，教训它们，或是以任何方式去控制这些声音；外化对话是鼓励哈罗德描述这些声音的特征，它们是如何占据了优势地位的，它们用什么样的方式、方法来控制人，然后根据描述的这些内容，推断出这些声音的计划和目的。

这些探讨有助于减少这些声音对来访者的影响。比如，描述这些声音所运用的方式、方法，有助于削减它们的力量。随着不断描述，这些声音的片面性会越来越明显，进而这些声音就不再像之前那样不可辩驳、毋庸置疑。这会促使来访者思考他们的生活目标、找到来访者所珍视的东西，为反驳那些邪恶的声音奠定了基础。

这样一来，来访者就有了足够的空间，有助于他们进一步自我探索，充分了解自己的人生目标和价值观，了解这些目标和价值观形成的历史，制订出符合这些目标和价值观的行动规划。有时候，这也为来访者提供了鉴别那些声音的机会，那些声音里面，有些是支持来访者的目标和价值观的，也有些是中立的，可以将它们当成"隐形的朋友"。我的经验是：重塑来访者与幻听之间的关系，可以有效减少患者的无力感和脆弱感，对其生活质量会产生积极的影响。上文中提到的哈罗德就是如此，他认为，重塑自己与声音的关系，是他生活的转折点。

强调与来访者的问题保持"冷静"的关系和态度，并不是要咨询师在访谈中用一种无动于衷的态度，也不是要与来访者的问题、困扰隔离。相反，我发现外化对话能够为来访者提供支持，让他们讲出之前没机会表达出来的一系列的生活体验。

外化对话在一开始，让人先与问题建立相对"冷静"的关系，这有助于来访者跳出问题的"游戏圈"——让来访者有机会能够站在问题的势力范围之外去看问题。这样一来，来访者通常会感到问题所带来的压力在减小，他们自己因问题而产生的脆弱感也会降低。如果来访者的问题本身就跟压力有很大关系，则外化对话的这一效果会更加突出。就精神分裂症来说，症状发作和压力之间有着显著的、必然的联系。这就不难理解，为什么那些鼓励患者直面幻听，与幻听"激烈"对抗的治疗方式，最终都会让患者感到更加脆弱、更加无力。

在这种类似新闻调查的外化对话的实践中——来访者将体验到问题与自己分开了，他们不再站在问题的立场上来看自己，不再把自己认同为问题本身。当来访者不再受问题影响，开始表达自己的意愿和价值观（通常这些意愿和价值观是与问题相悖的）的时候——来访者就开始以一种新的立场和态度来看待问题。这种态度常常与新闻记者式的"冷静"的态度交替出现，或者是同时出现。带着这样的立场和态度，来访者将采取行动减少问题的影响，与此同时，去追寻他们认为重要的东西。

这种新的立场和态度，以及在这种态度引导下的行为，主要取决于来访者在描述问题的影响时所用的隐喻。比如，如果来访者把问题影响看作压迫性的，采用的立场和态度就应该是反抗性的，来访者将采取行动，把自己的生活从问题的控制下"解放"出来；如果来访者认为问题的影响是不公平的，就可能采用一种道德的立场和姿态，接下来采取的行动就是去修正这种不公平；如果来访者认为这种影响是信息缺乏，那接下来他们可能选择一种教育的姿态，采取的行动是去教育问题，使它了解哪些做法最符合来访者的利益。

在人们的日常生活中，用来描述问题对他们生活的影响的隐喻有很多种，不少文章会认为，这些隐喻主要是鼓励人们与问题"斗争""战斗"，从而"打败"或者"消灭"它们。因此，常常有人误以为外化对话就是这种常用的对抗性隐喻，进而对外化对话进行批判。批判观点认为，这类隐喻的运用再现了男权话语下的生活及身份认同，鼓励高度个性化，鼓励极度个人主义，这不利于对社会关系的理解，也损害着社会关系的建立。此外，批评者还认为，这类隐喻忽略了人的背景和语境，只单纯将人的行为进行非此即彼的区分。这些批评其实是对外化对话的误解，但是，我认为这些观点也有其重要性。作为一名咨询师，我们要对自己所做、所说、所想的一切负责。我们有一种特殊的责任，要警惕我们不经意间提出的对生活和自我认同的假设——可能会忽视人们生活的多样性，同时，也需要特别注意，以免自己对社会文化中的权利关系推波助澜。不断反思在治疗对话中我们所支持的隐喻，对这些隐喻保持开放性的质疑，也是这种责任的一部分。

除了上文所述，引入或强调"竞赛""斗争"的隐喻，还会带来其他的消极影响。假如外化对话中的隐喻把成功界定在战胜问题、击败问题上，那来访者在不久之后将会发现——问题再度出现了，他或她会将此视为个人的失败。这会让来访者沮丧，对采取新的方式、方法来调整自己和问题之间的关系失去勇气。可见，外化对话中隐喻的选择有多么重要，后面我会更详细地探讨这一点。

隐　喻

隐喻是非常重要的。外化对话中的隐喻都是一些特定的说法，这些说法反映了人们对生活及自我认同的特殊理解。这些说法影响着人们解决问题的行为，实际上，甚至可以说，是这些说法在塑造着人们的生活。有人误解外化对话是鼓励来访者与其问题进行斗争以击败它们，对此，我最近回顾、整理了自己近20年来在这一领域所写的文章，发现只有一篇文章，就是我针对外化对话所发表的第一篇文章，里面出现了关于"竞赛"和"斗争"的隐喻。但与此同时，文章还提到很多其他的隐喻。人们会用多种隐喻，来定义自己与问题之间的关系，定义自己调整与问题关系的行为。在整理所有文章的过程中，我把里面提到的常见隐喻整理了出来，并且注明了这些隐喻的出处。列表如下：

- 走出问题（来自主体概念）

- 消蚀问题（来自天文学的概念）

- 驱除问题的魔力（来自巫术的概念）

- 与问题斗争到底（来自民权政治理念）

- 不再适应问题（来自气候学概念）

- 与问题分离（来自分离和个体化的理念）

- 反抗问题的需要（来自反抗的概念）

- 剥夺问题的权利（来自赋权的概念）

- 反对问题的影响（来自抗议的观念）

- 教育问题（来自教育观念）

- 逃离问题或是使生活从问题中解脱出来（来自解放的理念）

- 从问题那里收回生活的主权（来自地理学概念）

- 掏空问题（来自地质学概念）

- 减少问题的影响（来自主观能动性的理念）

- 拒绝和问题合作（来自公民社会的概念）

- 离开问题的势力范围（来自旅行的概念）

- 采取矫正问题的行为（来自司法概念）

- 从问题的阴影中走出来（来自光学理念）

- 反驳问题对他们的身份认同（来自客观性的概念）

- 减少问题对生活的控制（来自生理学概念）

- 从问题手中接管生活（来自对生活的商业理解）

- 使生活从问题手中解脱（来自木偶戏）

- 不再为问题服务（来自雇佣理念）

- 从问题中打捞回生活（来自航海界对生活的理解）

- 在问题中反败为胜（来自体育界）

- 从问题中偷取生活（来自偷盗观念）

- 驯服问题（来自训练的理念）

- 驾驭问题（来自对马术）

隐喻之所以如此多样，是因为它们大都是由前来求助的来访者创造的。但是在治疗过程中，作为咨询师，我在隐喻的选择上通常也扮演着重要角色，力图在治疗中选取最全面的隐喻。我的经验是，来访者在解释他们面对问题所采取（或是计划采取）的行为时，通常会涉及多个隐喻，只使用一种隐喻的情况很少。把所有隐喻都引入到治疗中显然是不可行的，总有一些隐喻在咨询中更受青睐。对隐喻的选择，主要基于咨询中的可行性和前文提到的咨询伦理的考虑。比如，一个孩子想要解决大便失禁的问题，可能会运用"打倒捣蛋鬼先生"的隐喻（竞争性隐喻）来表达，他的动机可能是"把生活从捣蛋鬼先生手中夺回来"（申诉隐喻）。在这种情况下，当要求孩子制订一个行动计划的时候，我通常会优先选择申诉隐喻。因为申诉隐喻并没有把这个任务看成对抗性的。再比如，一个想要解决恐惧问题的孩子，可能会说"消灭它们"和"教育它们"。这种情况下，我在治疗中会将重点集中在教育恐惧上，而不是去消灭恐惧。之所以在治疗情境中这样选择，是因为我对引入"竞争""战斗"等隐喻的担忧。

在我和杰弗里、贝丝以及安德鲁的访谈过程中，当问到这家人希望采取何种行动来对付AHD时，就涉及了多种隐喻。其中一种是"杀掉"AHD。但我更关注被同时提出的"回收"隐喻，在这个隐喻的引导下，这家人制订出了行动方案，并对这些行动做了反思。在这个过程中，杰弗里非常清楚地认识到，他希望把AHD放在一个合适的地位，把它当作自己的一个特殊朋友，但不让它控制自己的生活。

有一小部分案例，在治疗开始时只出现了一种隐喻。我虽然担心只用一种隐喻会有些不好的后果，但基于咨询伦理，作为咨询师我依然会跟随来访者的步伐。随着谈话的进行，其他的隐喻会自然出现。在我的治疗性对话中，隐喻有无数种可能性，而且都是很有效的。

过度概括化

咨询师要非常小心地避免将问题过度概括，这非常重要——千万不要把问题完全定义为消极的、不好的。这种做法是基于二元论的思维模式，这种思维方式在西方文化中非常普遍，咨询师得花费很大精力才能意识到这种思维方式，意识到这样做的危害性。意识到这一点非常重要，因为将问题高度概括化，很可能使人忽略了来访者所依存的大背景，而这个背景很可能恰恰是导致问题出现的原因；这样做还可能会让来访者无法意识到自己某些生活经验的价值，看不清是什么东西在维持着问题的存在。以下两个治疗例子将阐明这样做的重要性。

杰尼，一个单亲妈妈，她的孩子有身体和智力方面的问题。来咨询是为了解决因不切实际的愿望而带来的挫折感和沮丧感。杰尼在来此之前，也接受过咨询治疗，曾被建议放弃这些愿望，哀悼所失去的一切。但是，外化对话的使用，让杰尼有机会充分表述她的愿望所带来的积极体验和消极体验。这些愿望支撑着她去改善儿子要面对的一些困境，并支撑着她做其他的努力。同时，这些愿望对杰尼来说，又是难以完成的任务。随着外化对话的进行，杰尼渐渐明确了自己的目标：她希望自己坚持这些愿望，同时对这些愿望做出调整，以便她能关注到生活中被自己忽略的其他方面。

回访结果表明，这次对话确实给了杰尼一个机会，让她可以改变自己和愿望之间的关系。在这个过程中，"愿望"是被尊重的，但杰尼和"愿望"之间不再是简单的承担关系。杰尼变得更有能力去管理愿望，根据自己的重视程度来分配愿望，她本人也不再那么容易受挫和感到沮丧。但是，如果在咨询中，这些愿望被看作不好的，被认为是需要跨越的障碍，那这样的结果就不可能会出现。

马丁，8岁，因其恐惧问题和父母一起来咨询。这种情况从4岁就开始出现，并且愈加严重，伴有头疼、肚子疼等躯体症状，他在社交中表现出极度不安，且伴有失眠、持续的焦虑。马丁的父母竭尽全力，却于事无补。他们所有的努力都没有结果。现在这对父母几乎断定，马丁就是个胆小的男孩。

我们立刻开始了外化对话，这是马丁第一次开放地描述他的担忧。我鼓励他给他各种担忧起名字，并且仔细地分类，清晰地描绘它们，揭露它们的活动和做法，并且记录下它们的活动以及活动结果，找出这些焦虑究竟想要对他的生活干什么。通过这种方式，无从下手的问题便可以下手了。外化对话可以将以前缠绕在生活方方面面的问题区分开，让人们清楚问题的边界。随着我们对焦虑越来越熟悉，我们有机会去了解哪些能量在支持这些焦虑。当这些焦虑被充分描述完之后，马丁很容易就把它们与自己的生活环境建立了联系。我从他那儿知道，这些焦虑会因为一些世界大事而加剧，比如2004年的海啸，非洲的艾滋病，伊拉克和阿富汗的战争，还有中东的人肉炸弹袭击……他怎么对这些事件如此清楚？马丁经常收看世界新闻，这一点连他父母都不知道。

马丁开始与父母讨论他的恐惧问题，这些焦虑不再被认为是莫名其妙的。现在马丁不仅感觉到和焦虑分开了，还因自己能够让生活有价值而感到自豪，他父母也为他感到骄傲。他现在不再是父母心中那个"胆小鬼"了。他们和马丁交流，和他站在一起面对问题，努力帮他制订计划来处理这些焦虑，这让马丁非常欣慰。由于恐惧导致的身体上的不良影响很快就消失了，包括他的失眠和不安全感。虽然马丁依旧非常关注世界大事，但这种关注不再占据他的整个生命。在治疗的过程中，如果这些恐惧被视为完全负面的，那马丁和他的家庭很可能就不会采取这样的方式处理他的担忧了。

关于行为隐喻和过度概括化危害的提示

采用对抗性隐喻和过度概括的方式，这两者都会导致一些不好的后果。但我并不认为这些隐喻以及过度概括化的描述应该被永远禁用。有时候，来访者强烈地感觉到自己为生存而奋斗。对于这些个体来说，至少在治疗初期，竞争和战斗性的隐喻、对问题的过度概括描述是最符合他们的经验和感受的。这些人长期受到各种形式的虐待或剥削，我认为，这种战斗心态的发展，以及随之而来所制定和采取的行动，对他们的生存非常重要。

这种情况下，我会肯定这种心态的重要性，尊重他们对自己行为的理解和看法，和他们一起探索在这些隐喻指导下还可以做些什么。但是，我并不主动引入对抗性隐喻，不鼓励将问题过度概括化。当来访者应用对抗性隐喻时，我依然保持着对其他隐喻的警觉，这些隐喻或许隐藏在行为描述中，或许蕴藏在调整来访者与问题之间关系的计划中。不把注意力全部集中在"对抗性"隐喻上，保持对其他隐喻的警觉，这样才可能关注到其他隐喻。如前文所述，对单一的对抗性隐喻的过分关注是有害的，它会导致根深蒂固的"堡垒心态"，增加来访者的脆弱感，长此以往还会使来访者疲惫不堪，减少主动性。

其他外化对话

本章的主旨是介绍如何运用外化对话处理来访者的问题。但是，除了"问题"，外化对话还可以应用在"力量"和"资源"等方面，修正或重建来访者的"力量"和"资源"。比如，我最近写了一篇关于叙事疗法在孩子及其家庭中运用的文章，文章中提到双重外化的例子（怀特，2006）。格瑞一家因格瑞的进食问题前来咨询。在治疗中，关于进食问题的外化隐喻是一个"顽皮的恐惧症"，我支持了这种隐喻，并做了外化；随后，我鼓励格瑞将力量进行外化，"力量"喜欢参加一些有意义的活动，但由于格瑞的虚弱，他被拒绝参加这些活动。力量被称为"老虎的力量"，只有在外化对话的语境中，"老虎的力量"才可能呈现出来。如果我们将其看作格瑞的内在品质，这种力量就不可能被显示出来。对力量的外化，为格瑞和他的父母脱离"顽皮的恐惧症"奠定了基础。

立场声明地图：四种提问方法

大约十年前，有读者希望我能提供外化对话工作地图。为此，我整理了一系列外化对话的录像，想要从中提炼出外化对话的问话类型。最终，我创立了"立场声明地图"，将地图放在工作坊的教学笔记里，在教学中应用。这个地图把外化对话分成了四个基本阶段（本章的末尾有例子）。

我多年前就在教学过程中引用、举例说明过这个地图，学生都觉得这些地图有助于他们自己进行外化对话练习。这四个步骤可以更容易地解释外化对话实践，使它更通透，更容易复制，更便于应用和发展。

与本书中描述的其他地图一样，立场声明地图可以作为治疗性问话的一个指导。特别是在来访者讲述自己生活中的问题，对自我和他人形成消极的身份认同时，立场地图尤为适用。但是，从叙事的视角来看，治疗中并非必须使用地图，此外，这个地图也并不代表外化对话的所有方面。

我把这四种问话方式称为"立场声明地图"，是因为它们可以建立一个语境，在这个语境中，即使是小孩子都能清楚地认识到，在他们生活中什么东西重要。在这种咨询的语境中，来访者有机会选择自己对问题的立场，并且阐述出为什么自己会这样选择。这对于来访者来说是少有的经历，因为他们常常受制于他人对他们问题和困境所采取的立场。

称之为立场地图的另一个原因，是可以借此明确咨询师的立场。这种立场不会把咨询师放在中心位置，咨询师不能替代来访者选择面对问题和困境的立场，但咨询师也可以发挥自己的影响力。咨询师通过这四种问话方式向来访者提问，才使来访者有机会确定自己的立场，并说明自己为什么要选择这种立场。

要保证这种"不在中心但有影响力"的咨询立场很困难。我们经常会遇到来访者说感到自己"非常挫败""毫无希望"，他们尝试了各种方法，精疲力竭，非常渴望从问题中获得一丝解脱。在这种情况下，咨询师很容易对来访者的问题采取某种立场，单方面通过"专业知识"，采取一系列干预措施，来应对来访者的问题和困境。这样一来，咨询师便具有了某种特权，可以为来访者的问题赋予意义，他们会把自己对问题的理解强加给来访者，会代替来访者根据这些理解来采取某种立场，并根据咨询师自己的理解来判断什么东西对来访者重要，进而肯定他为来访者选择的立场："我可以看到这些事情（咨询师在界定问题）对你的生活有这些影响

（咨询师描述的影响），这是一个……（咨询师设定的立场）我们必须为此做点什么，因为……（基于咨询师对生活的理解而对其立场所做的论证）。"当咨询师处于这种主导地位时，合作的大门就关上了。它常常使来访者感到无能为力，咨询师也感觉压力很大，精疲力竭。

第一类提问：商讨一个独特的、接近来访者体验的问题名称

在第一个阶段，咨询师和来访者一起探讨问题和困境的名称。在探讨的过程中，问题和困境会得到充分的描述。通过这种描述，"离来访者体验较远的""宽泛的"命名就会被"更接近来访者体验的""独特的"命名所取代。

"接近来访者体验的"问题命名是根据来访者的语言和他们对生活的理解（受其家庭、成长史、本地文化的影响）得出的。使用**独特**这个词，是因为我发现，不同的人对问题和困境的感觉和认知是不一样的，同一个人在不同时间段，对问题的感觉和认知也不一样。没有任何一种问题或困境，可以直接成为其他问题或困境的翻版。现在的问题和困境，也不可能是过去问题和困境的翻版。在和杰弗里、贝丝和安德鲁的谈话中，对ADHD更接近体验的、独特的命名是通过很多方法得出来的，包括绘画。问题独特的形状变得清晰可见，它是绝对独特的，甚至与它的双胞胎——杰瑞的ADHD都不一样。杰弗里的ADHD和其他的ADHD不一样，他对ADHD的了解来自自己生活中的经验。

通常，对问题的拟人化描述可以使问题变得更加丰富而特征鲜明，特别是在儿童治疗中，效果尤为明显。斯鹏瑟，7岁，被他的父母苏和罗德带来见我，父母说他的问题是"大便失禁"。这种情况已经持续了很长时

间，也想过很多方法去解决这个问题，但都无效。苏和罗德都觉得斯鹏瑟完全没有解决这个问题的热忱，因而感到很沮丧。从斯鹏瑟的举止，我可以判断，他已经绝望了。他认为自己就是问题，并自暴自弃，看不到任何改变的可能性。在谈到他对大便失禁的理解时，斯鹏瑟承认他理解这个词语，但这显然是个宽泛的命名，和他实际的体验相差甚远。于是我和这个家庭交谈，希望能够帮助他们给这个现象下一个独特的、更贴近他们生活体验的命名。

迈克尔：好，那么请告诉我，你们每个人在大便失禁的困扰下有什么感觉呢？

苏：（笑着一语双关地说）它有时候激流而下，当然是一团糟。

罗德：（也发笑）有时候弄到我们的膝盖上，变得非常滑，然后弄得到处都是。就是这样，不是吗？

苏：是的，事情很难控制，很难处理，是不是，斯鹏瑟？

斯鹏瑟：（不那么紧张了）是的。

迈克尔：你们会怎么描述这种不请自来的，把人生活搞得一团糟的大便失禁呢？你们怎么评价这个让生活一团糟，把事情搞得难以处理的大便失禁？

苏：嗯，我会说这是大便失禁在搞鬼。

罗德：我也会这样说。

迈克尔：你会怎么说呢，斯鹏瑟？

斯鹏瑟：我想想，对，我也会这么说。

迈克尔：你会怎么说，斯鹏瑟？

斯鹏瑟：他是捣蛋鬼先生。

迈克尔：好，是捣蛋鬼先生！很高兴知道这个说法。

斯鹏瑟：当然。

我继续询问斯鹏瑟和他的父母与捣蛋鬼先生相处的经验，于是他们更加充分、细致地界定了这个问题。比如，捣蛋鬼先生采取哪种行为活动去搞乱人们的生活，它都采取哪些策略和步骤，还描绘出了捣蛋鬼先生对斯鹏瑟生活所做的安排。对问题的界定越准确、越符合其生活经验，斯鹏瑟面对这个问题就显得越有活力、越有见地。最终，我们了解到，斯鹏瑟虽然并不知道怎样治疗大便失禁，但他知道怎么和捣蛋鬼先生过招。在他父母的协助下，斯鹏瑟继续从捣蛋鬼先生手中"夺回了生活主导权"。

在这个例子中，更贴近斯鹏瑟生活经验的"捣蛋鬼先生"替代了"大便失禁"这个"专业术语"。提到这一案例的目标，并不是说应该把所有的专业诊断都变成贴近生活的普通描述，但是我相信，经过对问题特征丰富细致的描述，问题的命名可以更贴近来访者的体验，更适合来访者的生活。比如，在我和杰弗里、贝丝以及安德鲁的外化对话中，ADHD这个专业术语就被丰富化了。

在对问题的丰富描述中，来访者的知识和技能才变得有用，可以用来应对他们的问题。在这个过程中，来访者将意识到这样一个事实：他们确实有一些应对问题和困境的办法，这些知识和技能可以进一步发展，来解决他们的问题。

第二类提问：描述问题的影响

外化对话发展的第二个阶段，是了解问题在来访者生活各个方面的影响，包括以下几个部分：

- 在家庭、单位、学校、同龄人等不同环境中的影响
- 在家庭关系、朋友关系、自己和他人关系等方面的影响
- 自我认同，包括问题对来访者人生目的、希望、梦想、愿望、价值等方面的影响
- 来访者的未来及人生

这些问题不一定全部都问到，但应阐述清楚问题行为所导致的主要后果。比如，在我和杰弗里、贝丝及安德鲁的交流中，我们关注了AHD的行为和活动对他们家庭关系的影响，对杰弗里和老师、同学关系的影响，我们还关注了问题对贝丝身体和安德鲁心情的影响。在和一位名叫萨沙的来访者——一位长期抑郁和沮丧的年轻女士——的对话中，我重点关注"自我厌恶"对她的身体的影响和对她与他人关系的影响。

对问题的影响的调查，给外化对话提供了坚实的基础，这是内化对话向外化对话转变的关键点。比如，在刚刚和萨沙见面的时候，她跟我诉说她是"没有价值的""无用的"，而且"她活该"，以及其他一些问题。她也向我提到，其他人曾希望她放弃这样的结论，但她却认为别人的规劝是虚伪的或是不理解她，这使她与其他人的关系疏远。而且萨沙坦言，她觉得我有可能"重蹈覆辙"，但我成功地避免了这些。不久前，我问"自我厌恶"是怎么让她看待自己的，她回答说"自我厌恶"让她觉得自己

"毫无价值""一点儿用都没有""活该承担生活中的事情"。这些是萨沙内化的语言，她也用这种内化对话的语言和他人交流。但现在使用外化对话，可以将萨沙的自我认同和"自我厌恶"对她的消极评论区分开来。在治疗过程中，当这些消极评价作为萨沙自我认同的"事实"呈现时，我并没有去质疑它，而是用外化对话的方法帮助她撼动这些结论的真实性，进而为彻底瓦解这些说法提供了机会。

第三类提问：评估问题行为的影响

在第三个阶段，咨询师鼓励并支持来访者评估问题的活动和行为，评估它们对生活的主要影响。这些评估通常以这样的问题开始：这些行为对你来说还好吗？你对这样的发展感觉如何？对你来说，这些发展好不好呢？对于这样的后果，你持什么立场？谈到这些，你会选择哪种立场？这些发展对你来说是积极的还是消极的，或是两者都有，或是两者都不是，还是介于两者之间？如果这就是你的命运，你对此有什么看法？

这类问题让来访者能够停下来，审视一下自己的生活。对许多人来说，这是个新奇的经历。因为在生活中，这些评估通常是他人做的。比如，我遇到的大部分年轻人都没有对自己的生活困境进行过评估，评估都是来自他们的父母、老师、咨询师、社会工作者、警察，等等。

正是因为这种经历比较少见，所以咨询师需要总结问题的影响（在第二阶段已完成），为这一阶段的提问做准备。我通常把这些总结叫作"编者按"，它为来访者提供了参考，来评估问题的影响。比如，在我和16岁的威金娜和她的父母拉塞尔、威尔提的谈话中发现，在评估她生活中一些重大问题的过程中，她显然被当作一个可有可无的过客，没有什么发言权。为了给她找个表达自己立场的机会，我首先总结了问题的主要影响：

迈克尔：威金娜，我知道，你的父母特别关心你的这些问题，当然他们也关心其他的，但他们过于关心这些问题，以至于对你生活中的事情过于在意。这种过度关注就意味着他们过分地干预了你的生活。你说过这使你对事情感到失望。

威金娜：是的，就是这样。

迈克尔：好的，你感觉怎么样？

威金娜：我感觉怎么样？

迈克尔：是的，你感觉怎么样？你自己的立场是什么？

威金娜：我不喜欢这样，就像我被约束住了。我不喜欢这样，一点帮助都没有，让人非常沮丧。

迈克尔：你不喜欢？你不喜欢被约束？

威金娜：对，我不喜欢，而且也不起作用。那让事情更糟，而且让人很沮丧。

迈克尔：多说一点你的感受。你还会用其他什么词语来形容这种不舒服和沮丧？

威金娜：嗯，就像是……

在威金娜充分描述她对问题影响的感受之后，我询问了拉塞尔和威尔提，了解他们对"关注威金娜生活中发生的事情"有什么感受。之前，这一家人很难敞开心扉，彼此谈论他们对目前困境的理解和看法。这个探讨使他们有机会互相分享困境给他们带来的影响。

在我和杰弗里、贝丝及安德鲁的谈话中，我是这样为评估性问题准备编者按的："我现在对AHD要干什么有了清晰的认识。它把杰弗里和他父母、同学、老师的关系搞砸，它让杰弗里感到上蹿下跳很好玩，也让杰弗里的父母感到沮丧。我现在已经清楚地了解AHD对杰弗里的未来有怎样的安排。AHD希望成为杰弗里唯一的伙伴，独占杰弗里。"这种概括为杰弗里一家建立了一个平台，来表达他们对AHD行为的感受，声明他们对这些行为后果的立场。

这时候需要非常小心，以便来访者有机会清楚地表述他们对问题影响的立场的复杂性。咨询师通常会陷入一个误区，认为来访者对问题所带来的影响的评估都是消极的，进而在这种假设前提下进行咨询对话。但是，来访者对问题中的立场往往是混合且复杂的。比如，萨沙的"自我厌恶"给她的生活所带来的影响中，有一个是自残。我特别注意不让自己先入为主地判断她的感受：

迈克尔：萨沙，我想知道稍微改变一下策略会怎么样。我已经知道了自我厌恶要求你做什么了，现在我想问一下你的感受。

萨沙：好的，你问吧。

迈克尔：好，我们从对自残的感受开始谈，行吗？

萨沙：当然，当然，这并不是秘密。

迈克尔：我们已经谈到了自我厌恶让你怎么对待你的身体的，你说它让你伤害自己。我想知道为什么，你说这是为了训练你的身体。所以，我的问题是，你自己怎么看？

萨沙：嗯，我自己怎么看……我不知道怎样回答你的问题，因为它就是那样，自我伤害就是那样。

迈克尔：对你来说还好吗？

萨沙：迈克尔，我对你这个问题很吃惊。

迈克尔：为什么？

萨沙：因为大多数人都是劝我不要那样做。

迈克尔：我并不打算这样。

萨沙：好！因为实际上是，当我看到我的血流出来的时候，是我唯一感到释然的时候，也可能是我唯一有点感觉的时候。

迈克尔：你对此有异议吗？

萨沙：什么？我觉得没有。

迈克尔：我不是要说服你不要自残。但是如果自我伤害是你与生俱来的命运——如果自我伤害是你的终极命运，而其他的小孩有其他的命运——你对此有没有异议呢？

萨沙：我没有这样说过。

迈克尔：对不起……

萨沙：我想我的生活如果重新来过的话，我会对自我伤害有那么一两点的质疑。

迈克尔：好，我只是想知道你在自我伤害这件事情上的立场。我这样理解正确吗？这是你生活的一大部分，让你释然，也让你有点小小的疑问。

萨沙：很好的总结。

人们对问题影响所选择立场的复杂性也体现在他们不同的评估中。比如，一个人可能会喜欢问题带来的某些结果，但不喜欢另外的结果。

第四类提问：论证评估

第四个阶段重点是询问"为什么"来访者对问题的影响做这样的评估，为什么要选择这样的立场，因此通常以这样的问题开始：你为什么对此感到不舒服？为什么你对事情的发展有这样的感受？为什么你在这个过程中选择这种立场？

当然，还可以用其他的方式开始询问。有时候我会让来访者讲述一个自己的生活故事，来解释"为什么"：你能给我讲一个你的生活故事吗？来帮助我了解你为什么在这件事情上持这样的态度和立场。你觉得，爸爸会讲一个什么样的故事，来告诉我们你为何如此不高兴？在我和杰弗里、贝丝及安德鲁的访谈中，关于"为什么"的看法用的就是这种问法："好吧……我想知道为什么你会对AHD对你所做的事情感到不自在？为什么你认为AHD对你的人生规划是不好的？"与第三阶段评估问题的影响一样，论证评估阶段通常也需要"编者按"做铺垫。

在心理咨询与治疗的历史上，论证评估（"为什么"）的问题一度不被看好。我在20世纪70年代所参加的培训中，老师们会教育我们永远不能问"为什么"的问题，只能问"如何""什么"之类的问题。这让我难以接受。当我问这些培训的老师"为什么要歧视这种想法"时，他们都无奈地摆摆手作为回答。这种对"为什么"的问题的偏见，部分原因可能在于，这个词语在大的文化背景中有着其他含义。在一般的文化背景下，"为什么"的问题往往被看作一种道德评判，有贬低人的意思：你为什么要这样做呢？你为什么这么多问题呢？你为什么这么想呢？

但是，我所提出的"为什么"的问题，并没有包含这样的道德评判。相反，这样的提问意义重大，有助于来访者表达自己，说出他们对自己生活的期望（比如，他们的目的、愿望、目标、要求和承诺），他们对生活意义的理解，他们应对生活的知识和技能，以及他们所珍视的经验、感悟。几年来我一直会问"为什么"的问题，即便来访者是小孩子，我也会问这样的问题。我觉得，来访者对这个问题的反应，有力地印证了这种做法的有效性。

问"为什么"的问题，另外一个好处是可以帮助来访者形成较为积极的自我认同，从而取代那些与问题相关的自我认同。比如，在鼓励萨沙评估"自我厌恶"要求她自我伤害时，我知道了，如果生活重新来过，如果自我伤害是她的宿命的话，她会有所质疑：

迈克尔：你对此有些质疑，我很感兴趣。我想知道你会质疑什么。而且我想知道为什么你会对命中注定的自我伤害有疑问？

萨沙：为什么我会对此有疑问？

迈克尔：是的。

萨沙：我不敢相信你会问我这个问题。

迈克尔：为什么？

萨沙：嗯，每个人都质疑自我伤害的问题。但是你却问我为什么会质疑它？

迈克尔：是的，这就是我想要问的。

萨沙：你应该知道的。所有人，都应该知道的。你难道不应该处理自我伤害？这不是你的工作吗？

迈克尔：我知道我的内心世界，但我并不知道你的内心世界。我知道我可能有的疑问，但并不知道你可能有的疑问。所以我需要了解，你对自我伤害究竟质疑什么？

萨沙：你肯定认为，我有权选择生活中哪怕很小的事情！

迈克尔：有权选择生活中很小的事情！所以你的质疑和选择权相关，哪怕在小事上的选择？

萨沙：我很诧异我会说这些，但是我想是的。

迈克尔：这是非常重要的话。这种关于"有权选择生活中很小的事"的感觉很重要。你介意我再问一些相关的问题吗？我想知道这些想法的来源。我想知道这在你生活中是如何形成的？

萨沙：可以，好。

迈克尔：好，你能讲一些故事吗？帮助我理解你为什么会有"选择生活中的某些小事"这种想法。

在对话过程中，萨沙主动讲了她的生活，这些内容完全不同于之前和"自我厌恶"相关的消极认同——以前她认为自己是"一点儿用都没有""毫无价值""活该承受生活中的一切"。在会谈中，我没有指出这些矛盾，我也不想直接挑战这些消极认同。从某种意义上来说，这些消极认同在前面外化对话的第二阶段就开始被瓦解了。现在，萨沙说到期望对生活中的小事有选择权，然后我进行了一系列的提问，来了解关于这一想法是如何在她的生活中形成的。这是根据本书第2章的内容——改写对话地图来进行的。改写对话有助于了解萨沙对生活的打算，以及她在生活中所珍视的东西。

就像我和萨沙在咨询中所呈现出来的那样，外化对话就是以这种方式，不断丰富发展我们的生命故事。意向状态理解——认为来访者的行为及来访者对其行为所赋予的特殊意义，塑造了他们的生活——来访者是如何评估的？在意向状态理解的基础之上，才能够展开一系列的外化对话，为开始改写对话提供好的切入点。这一点，在我和威金娜及其父母的交流中体现得淋漓尽致。

迈克尔：威金娜，你说过你不喜欢这种约束。那没有帮助，而且令人沮丧。

威金娜：是的。

迈克尔：你能谈谈你为什么不喜欢它吗？

威金娜：我为什么不喜欢它？并不仅仅是我不喜欢它，而是我不需要它。

迈克尔：你为什么不需要它呢？

威金娜：我完全有能力照顾好自己的生活。

迈克尔：一直都是这样吗？

威金娜：不，当然不是！当我还是个小孩子的时候就不是。

迈克尔：好的。你年幼时无法自我照顾，你现在有能力照顾自己了，现在的生活是怎样的呢？

威金娜：首先，我现在能够保护自己了。

迈克尔：很好。这对我来说意味着两件事。第一件是你生活中有你所珍视的部分。第二件是你获得了保护自己的能力。我说得准确吗？

威金娜：是的，完全准确。

迈克尔：我能问你一些问题来进一步理解这些变化吗？

威金娜：当然，开始吧。

　　随着我进一步的提问，谈话不断深入，威金娜讲述了她现在珍视的生活，也很看重自己能照顾自己生活的能力。她的父母，威尔提和拉塞尔，听到这些非常吃惊，也很宽慰。随着威金娜不断谈到自己对生活的期待，谈到她保护自己的能力，她的生活故事越来越丰满，为接下来的改写对话提供了很好的切入点。在改写对话中，威金娜的一些生活主题与她父母的部分生活主题建立起了联系，这为威金娜提供了基础，方便她采取进一步的行动来照顾自己的生活，保障自己的人身安全。这样的对话，还可以在不知不觉中矫正威尔提和拉塞尔对他们女儿的过度关注。

　　在论证评估阶段，当问到"为什么"的问题时，为了能得到有力的论证，我并不期望来访者立刻就给出回答。对人行为的内在状态理解，已经替代了意向状态理解，成了现代西方文化的潮流。但是，意向状态理解非常重要，有助于瓦解来访者在生活中形成的消极定论，帮助他们建立新的自我认同，丰富他们的生命故事。如果我们认定，人的行为是由与生俱来的特质决定的，或是由类似于本性的东西决定的，那人们将很难从中抽离出来去做反思，去思考生活中哪些东西对他们来说是重要的。正因为如此，来访者在面对"为什么"等类似问题时，会觉得很奇怪，经常会回答"我不知道"。面对这种情况，咨询师可以为来访者提供更多的支持，来帮助他们回答这些问题，让他们体验到，自己对这些问题并不是一无所知。

　　提供这种支持的方式有很多种，前面我提到，可以为来访者提供"编者按"，整理问题和困境对来访者的影响，整理来访者对那些影响所作的评估，这可以为来访者回答"为什么"的问题做好铺垫。另外还有一种对"我不知道"的应对方式：邀请来访者回顾问题和困境对其生活的影响，回顾自己对这些影响所做的评估，来帮助来访者回答"为什么"的问题。

咨询师还可以提供其他人的回答，为来访者提供参考："我前几周见过一个人，和你面临着同样的处境，他也对发生的一切很不满意。当我问到他为什么不满意的时候，他说……他的回答适用于你的状况吗？或是你有不一样的答案？"他人对"为什么"的反馈，可以帮助来访者思考自己在面对问题时的立场；通过思考、辨别、区分自己和他人的答案，来访者会逐渐确定自己的立场。

当儿童回答"我不知道"的时候，我有时会选用"猜谜游戏"。邀请孩子的父母或兄弟姐妹一起来猜一猜，为什么这个孩子会在意生活中的这些事情，咨询师也可以参与其中，做一些猜测。问问小孩子大家所提供的这些答案中，有没有哪一个接近自己的答案。如果有，他会怎么回答这个"为什么"的问题呢；如果孩子确定这些答案都不是自己喜欢的，就可以问问孩子，他或她是怎么知道自己不喜欢这些答案的。这经常能够帮助孩子回答他们自己的"为什么"。

"立场声明地图"为组织外化对话提供了基础。这个地图隐含在我早期的外化对话实践中，有人发现这个地图有利于他们开展工作。为了更好地提高外化技术的练习，我建议可以把实践中的外化地图画出来。在此，我提供几个例子：图1.1和图1.2是我和杰弗里及其父母前两次的面谈的外化地图；图1.3是与萨沙的第一次会谈的外化地图；图1.4是我和威金娜及其父母的初次会谈的外化地图。

这些地图展示了会谈的线性操作流程，但在实际实践中，很难遇到严

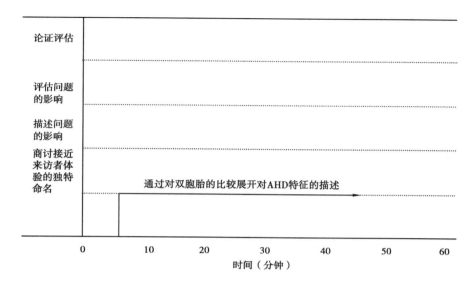

图 1.1　外化对话图式（杰弗里，第 1 次咨询）

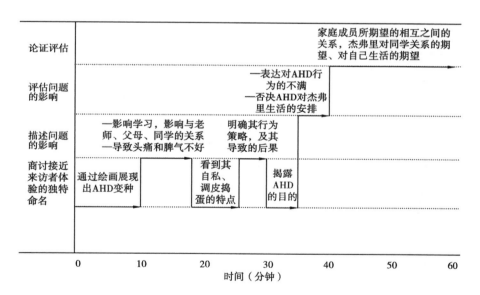

图 1.2　外化对话图式（杰弗里，第 2 次咨询）

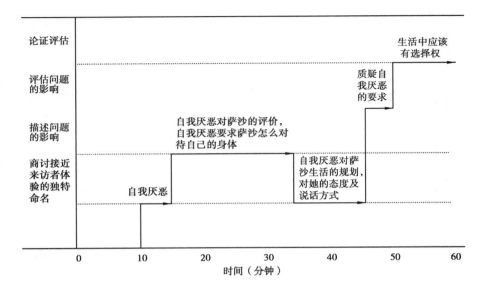

图 1.3　外化对话图式（萨沙）

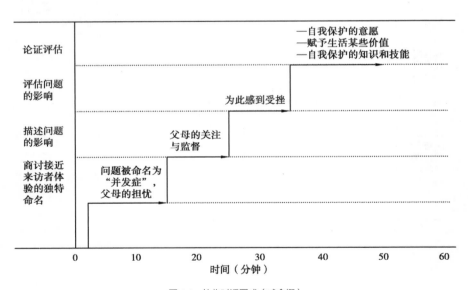

图 1.4　外化对话图式（威金娜）

格按照线性发展的会谈。人们在这个阶段谈的内容，可能会在另一个阶段发生改变或修正。比如，在我和斯鹏瑟以及他父母的交流之初，以独特且接近其经验的方式命名了大便失禁。接着，简单探讨了这个问题对生活和家庭关系的影响，这为进一步说明这个问题的特征，探索"捣蛋鬼先生"对斯鹏瑟生活、对斯鹏瑟未来的生活计划打下了基础。会话中这样曲曲折折的发展，在各个阶段都有出现的可能。

总　结

本章是对外化对话技术的概述。我并不计划对外化对话再进行详尽的讲述，因为那样的话写一本专著都介绍不完。我希望通过提供一些"鲜活"的例子来展示外化对话，阐明实践中可能出现的一些情况，通过这些例子来说明与外化对话相关的所有概念。

现在有一种趋势，外化对话被误认为是要把人构建成一个思想和行为自治的主体。我希望文中给出的外化对话的实践可以消除这些误解。外化对话不仅使来访者有可能重新定义自己与问题的关系，还可以帮助来访者重新定义自己和他人的关系，重新审视在自己生命中其他人对自我认同都有哪些影响。这个过程能让来访者意识到，自我认同是从人际关系的互动中发展来的。

我并不是在所有的咨询中都用到外化对话。比如有些情况下，来访者的自我认同并不是因为前来咨询的问题导致的，而且丰富其生命故事的切入点显而易见，就不一定要进行外化。但是，我会注意把外化对话作为一个选择，以便在咨询治疗中运用。

一定程度上，我把外化当作可靠的朋友。许多年来，这个技术让我能为那些处在绝望中的人找到方向。在那些访谈中，外化对话为来访者重新定义他们的自我认同，重新开始他们的生活，为他们追求珍惜的东西提供了更多的可能性。

2
改写对话

来访者带着自己的生活故事来咨询。他们会描绘所遇到的问题、困境或窘境，讲述他们是因为什么前来寻求帮助的。这样，就自然地把生活事件通过故事情节、主题在时间轴上串联起来。这些内容、主题往往是关于丧失、失败、无能、绝望或是徒劳感的（问题故事）。但同时，在这个过程中，来访者也会提及他们在生活故事中所扮演的人物角色，讲到他们的自我认同，与咨询师分享他们对这些角色的看法，以及他们的情感、意图和个性。改写对话要求来访者继续扩展他们生活中的故事，重新讲述这些故事，同时咨询师还会帮助来访者察觉那些曾经被忽视，却又非常有意义的事件和经历。这些事件和经历被看作"特殊事件"或是"例外"。

这些特殊事件和例外就是改写对话的起点，它们能为来访者诠释其生活提供新的切入，但在治疗初期，人们很难发现它们。在访谈初期，咨询师通过提问题，鼓励来访者回顾他们的生活经历，开阔来访者的思维，锻炼其想象力，让来访者重新讲述一条新故事线（期望故事），发展故事情节，赋予这些生活经历更多的意义。在这个过程中，来访者会注意到生活、人际关系中曾经被自己忽视的那部分，并为此感到好奇和痴迷。随着对话逐渐深入，期望的故事情节将越来越丰富，在来访者生活中其意义显得越来越重要。为来访者面对生活中的问题、困境和窘境，奠定了基础。

利亚姆和佩恩

佩恩非常担忧她15岁的儿子——利亚姆，于是约了咨询。她这种担忧持续了很多年，几个月前发生的一些事，显然加剧了她的担忧。利亚姆4个月前辍学了，他变得非常不愿意对外接触，他几乎不离开他的卧室，非常不善交流，并伴有抑郁。寻求咨询的前一天，佩恩碰巧发现了他的日记。她当时难以抉择，不知该不该阅读，最终，出于对孩子的担忧让她决定看一看。在看了孩子最近的几篇日记后，佩恩证实了她最担忧的事情：日记里全是关于自杀的内容——实际上，利亚姆已经有过两次自杀行为。她也了解到，利亚姆认为自己一团糟，而且具有破坏性，社会功能和情感功能都处于"瘫痪"状态。

佩恩陷入了绝望，她的医生建议她来找我咨询。她原本希望在两年前，利亚姆脱离了他暴虐的父亲后，情况会好起来，但现在佩恩对儿子失去了信心。利亚姆的父亲经常向利亚姆和佩恩施暴，他善于控制他们母子，切断他们逃脱的各种可能性。佩恩说她多次尝试让儿子和自己逃离这样的环境，但利亚姆的父亲总是通过恐吓、威胁要报复等手段，来阻止他们试图逃脱的努力和行为。利亚姆的生活中充满了这种恐吓与威胁。

佩恩讲到了她和利亚姆经历的噩梦般的生活，也谈到自己在那段时间对利亚姆所经受的一切感到十分愧疚，还讲了自己摆脱暴力后，对生活的希望和期待。但让她失望的是，利亚姆并没有向着她所期待的方向好转。利亚姆对生活依旧没有兴趣，他变得越来越孤独，并且坚信自己没有未来，他看不到生活中的任何希望。

我说可以抽出时间来见见利亚姆，但我担心佩恩可能没法让利亚姆过来。佩恩也承认，这不是件容易的事，她没有征求利亚姆的意见就擅自采取行动，利亚姆可能会因此感到不满。而且，如果孩子得知佩恩读了他的日记，他很有可能会暴怒。我问佩恩，如果利亚姆暴怒，结果会怎样。她猜利亚姆可能会待在卧室里面，好几天不出门，会再过上好几天之后才勉强和她说上几句话。她担心在孩子不知情的情况下预约这个咨询，会使他更加反感，那么利亚姆来和我见面的可能性就更小了。但是佩恩确信，如果她先寻问利亚姆能否来咨询，肯定会被否决掉。

佩恩询问我的想法，怎样才能鼓励利亚姆来咨询。我建议她让利亚姆看在她的面上来参与咨询。佩恩可以如实地告诉利亚姆，最近她越来越担心他的生活状况，而且这种担忧正在加剧，告知利亚姆这样下去，她不能专注于自己的工作，不能参与社会生活，也不能投入地与他人交流，而且这影响了她的睡眠和食欲，她目前处于危机中，非常需要帮助。

佩恩认为，这样利亚姆很有可能会同意和她一起前来咨询。电话咨询结束后，佩恩决定告诉利亚姆关于日记的事，向利亚姆解释她这样做是因为关心、担忧利亚姆。佩恩觉得无论如何，不管这将带来什么样的风暴，她也要预约四五天后的咨询。

五天后，我见到了佩恩和利亚姆。利亚姆声明，他是为了妈妈才来的，自己是"被逼来的"，而非自愿。他前来咨询纯粹是为了好玩，对咨询的作用也持保留意见。但是，他承认自己的人生微不足道，不值得尝试任何事情，觉得自己一团糟，没有未来。以下是我们初始访谈15分钟左右的记录：

利亚姆：妈妈对你讲了我们的经历，但是和我比起来，她所经历的那些要更艰难。

迈克尔：和你相比，她所经历的事情更艰难？在哪些方面？

利亚姆：他让我经受了一段非常痛苦的时期，但对我妈妈来说，这些更加痛苦。

迈克尔：你担心她的经历吗？

利亚姆：你觉得呢？！

迈克尔：有时，人会对暴力脱敏，即使他们自己或别人的生活遭到破坏，人们仍会忘却它。

利亚姆：嗯，我没有忘记。我当然担忧他对她做的事情。太可怕了。

迈克尔：那你告诉我，你更关心你自己还是你妈妈？或是你对你自己和妈妈同样关心？

利亚姆：当然是妈妈。

迈克尔：佩恩，你听到这部分感到吃惊吗？

佩恩：哪部分？

迈克尔：一直以来利亚姆都关心你胜过关心他自己。

佩恩：哦，不，我一点都不吃惊。

迈克尔：利亚姆关心你胜过关心他自己。你能理解对他来说什么才是最重要的吗？或者说，对他来说什么是最珍贵的？

佩恩：嗯……我们的经历起起伏伏，近来，利亚姆不想我过多参与他的生活，但我仍然知道我对他来说是很重要的。

迈克尔：你是怎么知道的？

佩恩：妈妈知道自己的儿子，凡是当妈妈的都知道的。

迈克尔：你能讲一些能说明利亚姆对待他在乎的东西的态度的事情吗？他看重什么？你能不能告诉我一些故事，这样能帮我了解你是如何知道利亚姆这些情况的。

佩恩：我确实有很多事情可以告诉你，但我都不知道从何说起。

迈克尔：从哪开始都行。如果你能告诉我一些故事，能说明利亚姆的行为反映了他对你的重视，这会对我很有帮助。

佩恩：好。我可以告诉你发生在他……我想想……他八岁时候的事情。我记得非常清楚，那是个周日的早晨，他爸爸为某些原因打我。我总是想保护利亚姆，尽量避开，不让他看到这些事情，但不总是能够避得开。然后，我突然听到玻璃被打碎的声音，这个声音打断了他爸爸的行为。我们一起来到卧室，我看到有人从前窗扔石头，地毯上落满了玻璃碎片。我看向窗外，你猜我看到谁沿着街道跑走了？是利亚姆。他爸爸立即追了上去，利亚姆为此遭到了他爸爸鞭打，我觉得撕心裂肺地痛。

迈克尔：就是说当他爸爸打你的时候，利亚姆引开了他爸爸的注意力？

佩恩：是的，在他知道这样做会招来鞭打的情况下，他引开了他爸爸的注意力。

迈克尔：利亚姆，你还记得这些吗？

利亚姆：不记得了。

迈克尔：佩恩，你觉得在多年前的那个周日，利亚姆采取了一个什么行为？你怎么命名他的这个行为？

佩恩：我不知道，我从来没有想过这个。我曾经甚至想要把它遗忘，因为我不想记起发生在利亚姆身上的痛苦，不想想起我当时的无能为力，那太痛苦了。如果不是你问起来，这件事我都不会再提起。

迈克尔：那利亚姆的这个行为符合他刚才谈到的生活毫无意义这个话题吗？这个例子反映了利亚姆接受他的命运吗？

佩恩：不，不，当然不是，这一点儿都不符合。

迈克尔：好，那怎样命名这个行为才合理呢？用什么词语可以为利亚姆从窗户外面扔石头的行为命名呢？

佩恩：嗯，就像我说的，我从来没有想过这个。但是如果我要想的话，我会用的词语是"反抗"。没错！他在反抗我被强加的一切。

迈克尔：所以"反抗"可以很好地描述这个行为。

佩恩：是的，确实是，这个词很适合。

迈克尔：利亚姆，你会把这个词和你的行为联系起来吗？

利亚姆：不，不完全是。

迈克尔：佩恩，你看到利亚姆在八岁的时候反抗你所承受的事情。这让你怎么看他？你觉得这个事情能反映出利亚姆在乎什么吗？

佩恩：这让我觉得他是个非常勇敢的小男孩。他很有勇气。现在当我回想的时候，我仍然很惊讶他当时能做出那样的举动。

迈克尔：这件事让你觉得他是个勇敢的小男孩。你能因此知道他重视什么吗？关于他的价值观？

佩恩：嗯，我想公平对他来说是重要的。当我想到这里的时候，感觉非常吃惊，因为他已经看到了这么多不公平的事情，不是吗？

迈克尔：所以你觉得是勇气和公平。利亚姆，你能把这些和你联系起来吗？

利亚姆：不。和勇气没啥关系，这些事儿和公平关系也不大。

迈克尔：好的，和这些没啥关系。那你理解妈妈是怎么得出这个结论的吗？关于勇气和公平？

利亚姆：嗯，能理解的。我想我能知道她是怎么得出这些结论的。

迈克尔：佩恩，你看到利亚姆沿着街道跑走了，你吃惊吗？他出于公平做出的行为让你吃惊了吗？

佩恩：没有，当然没有。这就是我一直以来了解的利亚姆。

迈克尔：为什么？

佩恩：我想，这又是只有当妈的才知道的事情。

迈克尔：你能告诉我一些利亚姆小时候的事吗？这可以帮助我理解你是怎么了解他的，可以帮助我理解你是怎么得知公平对他来说很重要。

佩恩：好的，我想想。嗯，是有些这样的事情，可能有很多这样的事情。利亚姆六岁左右的时候，在他一年级的第二个学期，有一次他从学校回来，饿坏了。他太饿了，扫荡了厨房和冰箱。所以我给他的午饭加了量。但这种情况持续了两周，最后他几乎带了整车的东西到学校！所以我找他的老师谈了这件事情。老师也不知道这个事情，告诉我说会留意他。你猜她发现了什么？利亚姆，你知道的，我以前告诉过你。

利亚姆：我不记得了。

佩恩：老师发现午饭的时候，利亚姆与其他三个小孩子坐在一起。其中两个孩子因为想妈妈了，非常伤心；另外一个孩子被取笑了，也非常伤心，大声地哭着。猜猜利亚姆做了什么？他把食物和他们分享，希望他们能够好受一点。

利亚姆：我不记得了。

迈克尔：作为利亚姆的妈妈，听到这些有什么感受？

佩恩：我对此非常自豪。我很为自己的儿子自豪，虽然我们在家里如此伤心，但他仍能够为其他孩子着想。

迈克尔：佩恩，我希望你在咨询结束回家以后，能为利亚姆细致地讲述一下这件事情。你可以描述一下饭厅，描述其他孩子，让他回忆老师的模样。讲讲任何能帮助他回忆起这事的细节。

佩恩：好的，我很乐意这样做。

迈克尔：这又是什么样的行为呢？你告诉过我你认为利亚姆在生活中感到麻木。这件事情听起来与麻木和乱糟糟没有联系。

佩恩：是的，那些话当然不是指这些情况。我想用一个好一点儿的词。我想想。可能是拯救。对，我想他是在拯救这些孩子。

迈克尔：拯救其他孩子。你觉得是这样吗，利亚姆？

利亚姆：我想是的。

迈克尔：你能用另外的词语来描述你做的事情吗？

利亚姆：不，拯救就可以了。

迈克尔：佩恩，当我问你对利亚姆对着玻璃扔石头的行为怎么看时，你说你看出他重视勇气和公平。再回想一下他六岁时发生的事情，拯救其他孩子的行为，让你对他的印象如何？

佩恩：我想想。嗯，我觉得他虽然只是个小孩子，却能为不公平的事情站出来。

迈克尔：他为不公平的事情站出来，还有别的吗？

佩恩：比如什么？

迈克尔：关于任何对他重要的事情，或是生活对他意味着什么。

佩恩：可能和利亚姆对自己生活的期望有关吧。或是和小孩子的梦想有关。是的，就是这样，还有他对梦想的期待。

迈克尔：利亚姆，我一直在问你同样的问题。你能理解妈妈刚才提到的公平，小孩子的梦想吗？

利亚姆：是的，我猜。我觉得我能。是的，符合实际情况。

迈克尔：让我说得清楚一点，你是说你能理解正义以及那些对生活的期待，还有小男孩的梦想？

利亚姆：是的，是的，我猜是的。

迈克尔：只是猜想？

利亚姆：不，并不只是猜想。见得多了就知道了。

迈克尔：我想了解一下你是怎样把你妈妈讲的故事和她由此对你的评价联系起来的？

利亚姆：好。

迈克尔：所以，问题是你是怎样把自己与你听到的故事联系到一起的？这些年来发生过哪些事情能体现妈妈对你的看法，能体现出你公平公正的立场，能体现出你妈妈所说的小男孩的梦想呢？

利亚姆：我不知道，你觉得呢，妈妈？

佩恩：可能当你和你的表妹范尼萨对话的时候吧。

利亚姆：是的，可能是的。

迈克尔：什么？

利亚姆：嗯，在我离开爸爸之前，我告诉过表妹我的处境，因为我觉得她境况与我相似。范尼萨的爸爸是我爸爸的兄弟，他也很粗暴，我觉得她的处境不可能好到哪儿去。不管怎样，她告诉了我一些她的可怕经历，简直是骇人听闻，她从来没有告诉过别人。

迈克尔：之后怎么样了？

佩恩：在他援助表妹八个月之后，儿童保护组织的人来了。这都是因为利亚姆的努力。

迈克尔：你妈妈认为你"援助"了你的表妹。这样描述这个行为可以吗？或是其他词语更适合？

佩恩：不，挺好，"援助"就很好。

迈克尔：我听到了拯救的行为，我知道了反抗的行为，还有援助的行为。这都是你过去生活的一部分，把这些行为加在一起，对你而言意味着什么？

利亚姆：我不明白你的意思具体指什么？

迈克尔：如果这些都是你生命中的某些方向，是你生活主题的一部分，或是你生活中走过的特殊道路，可以用什么词来形容最恰当？

利亚姆：嗯，我想……你的意思是，嗯，就像……嗯，就像挽救什么东西。可能是"挽救生活"或是其他事情？

迈克尔：是的，是的，挽救生活。

利亚姆：可能更像是……不，那就可以了。

迈克尔：好，是关于挽救生活。好的，我已经了解很多了。佩恩，你猜我怎么看待利亚姆的追求？

佩恩：嗯，你可能会觉得他是一个对孰是孰非有坚定信仰的人。可能也会觉得他是一个知道怎样让生活有价值的年轻人。

迈克尔：是的，这符合我对他的想象，利亚姆认为呢？

利亚姆：我不知道，这对我来说有点难……你可能是考虑到我妈妈说的那些，关于梦想之类的东西。你知道她是怎么说的。

迈克尔：关于你的梦想，关于你对生活的期待？

利亚姆：是的。我猜是这样。我觉得会是这样的。

迈克尔：这些更符合你的看法。现在我有个问题。我们已经知道，对你来说什么事情是重要的，你在生活中所坚持的，关于你的梦想，关于你对生活的期待，关于挽救生活。如果你能一直记得这些，让这些想法和认知在你生活中延续下来，一直支持你，这会带来什么不一样吗？你觉得这会给你的生活带来哪些可能性？你接下来会采取哪些契合这些想法和认知的行为？

利亚姆：哦，这可是个大问题。

迈克尔：当然是，但我们有很多时间。

佩恩：或许你可以联系你以前的朋友丹尼尔，你很多年没有见他了。丹尼尔也经历了很多痛苦，不是吗？

利亚姆：是的，他经历了很多。

迈克尔：妈妈让你主动联系丹尼尔，你怎么看这个想法？

利亚姆：我想我可以这样做。我可以打电话给他，看看他最近情况怎样。

迈克尔：如果你这样做，这又将是一种什么样的行为呢？是拯救、反抗，还是援助？或是别的什么？

利亚姆：我不知道，可能是援助吧。

佩恩：是的，这就是个援助的例子，我知道，那个叫丹尼尔的男孩目前仍然处在困难时期。

迈克尔：佩恩，如果你看到利亚姆去联系丹尼尔，你觉得他为何这样做？

佩恩：他可能想要和希望建立更多的联系吧。没错，重拾这些希望。

迈克尔：看到利亚姆重拾希望，对你来说，这意味着什么？

佩恩：太棒了，这真的是太棒了！

迈克尔：利亚姆，你觉得呢？

利亚姆：是的，她说得对。这会是重拾希望。

迈克尔：好，会是重拾希望。我想问你几个问题，在我们把你拯救生活的一系列行为串起来之后，你从中学到了什么？这说明你对自己的未来有什么规划？

利亚姆：嗯，我想……

后来，利亚姆真的与丹尼尔取得了联系。通过我、佩恩和利亚姆的咨询，我们拓展了他的生活故事，形成了关于利亚姆的新的自我认同。与丹尼尔联系，是在咨询结束后他做的第一件符合这些生活主题和自我认同的事。利亚姆逐渐融入咨询，在我们第四次见面的时候，他提到，自己与之对抗许久的抑郁是"假抑郁症"。说到这些的时候，他并不觉得是自己"伪造了它"，也不代表他不需要去和这个抑郁做有效抗争。在意识到自己并不是一团糟之后，利亚姆有了这样的感悟："如果你并不是一团糟的话，你怎么可能真的抑郁呢？"利亚姆继续说："虽然假抑郁也很糟糕，但是你至少知道你是可以恢复的，这是很不一样的。"

在治疗过程中，可以从很多角度来扩展利亚姆的生活故事。其中：利亚姆的生活经历都与他的一位叔祖父有着密切联系，他们有着同样的生活主题、有着共同的生活目的，抱持着类似的价值观。这位叔祖父，是当年把佩恩从其受虐的原生家庭中拯救出来的关键人物。

在第八次和最后一次咨询中，我和利亚姆共同回顾了这几个月来他所做的事情。并不是所有人都接受了他的行为，比如，利亚姆采取的一些援助行动被人拒绝了。在问到他如何看待这些拒绝，为什么这些拒绝没有使他受挫，影响他后面的行为时，利亚姆说自己已经习惯了被拒绝，被拒绝对他来说已经不是什么新鲜事。而且，他说："相比较那些来自正常家庭的孩子，我可能更会处理被拒绝这种事情，因为他们可能没有经受过这么多的拒绝。"

当我问利亚姆，这对他的未来意味着什么的时候，利亚姆得出这样的结论——相比其他人来说，被拒绝不太可能成为他的障碍。这让利亚姆发展出了一个非常重要的认识——他所经历的这一切，的确是让他受伤了，但他并没有因此残疾。面对发生在利亚姆生命中的虐待与伤害，我们感到悲伤、遗憾，但与此同时，看到利亚姆面对这些，所表现出来的勇敢、坚强，也让我们感到欣慰。

改写对话的结构

这一章要探讨的是叙事心理治疗中的"改写对话地图"。这一地图已经成为我多年来治疗实践的支柱。最初，我从杰罗姆·布鲁纳（Jerome Bruner）提出的"叙事隐喻"（1986）中得到了启发，尤其是他对文学作品的分析，对我帮助很大。布鲁纳的研究目的，是想了解人们如何对其日常的行为活动进行意义建构。

提出"改写对话地图"是因为我认为，治疗实践和文学创作具有某种程度的相似性。我非常认同布鲁纳的这段话："一个好的故事……必然会有着扣人心弦的结点……必然为读者提供了千丝万缕的线索，以供读者们展开想象，对故事进行改写。"（Bruner，1986，p.35）同样，有效的心理治疗也需要关注来访者生活中那些扣人心弦的结点，调动来访者的好奇心，鼓励他们展开想象，重新改写自己的生活故事，让来访者看到生命中更多的可能性。

提到读者对文学作品中故事情节的构建，布鲁纳提出了"地图制作"的类比和"旅行"的隐喻。我对此有着强烈的共鸣。这种类比和隐喻的方式，显然也能够应用于治疗实践。布鲁纳（1986）对读者参与到文学作品中的行为做了如下观察：

……在最开始的时候，他们会为自己设立一个虚拟情景，好像他们要开始一段没有地图的旅程——但实际上，他们又有着很多可以为其提供线索的地图，除此之外，他们也非常擅长制作地图。当然，他们对于新地形的印象，是建立在之前自己走过的旅程的基础上的。但是，随着时光流

逝，新的旅程必然会是一个独立存在的旅程，虽然在最初的过程中人们会借鉴以往的经验。（p.36）

同样的道理，来访者在治疗中要重新建构自己的生命故事，就像开启了一段没有地图指引的征程，离开他们熟悉的地方，迈向新的目标。而后，随着重建工作的深入，来访者可以清楚地看到，自己开始根据过往的经验来绘制自己的人生旅程图；来访者还将意识到，对于这种绘图，他们有着很多的知识和经验。随着改写对话的进行，"新的旅程"就"必然会是一个独立存在的旅程，虽然在最初的过程中人们会借鉴以往的经验"。

文学作品中的叙事方式，"并非引导读者从原始材料（原始的、客观的）中得出一个确定性结论，而是让人们从不同的视角出发，对故事进行更容易理解的建构"。（Bruner，1986，p.37）。布鲁纳提出，伟大的作家会为读者提供更多可展开想象、建构作品的空间："伟大作家送给读者的礼物，是使读者成为更好的作者。"（Bruner，1986，p.5）同样，叙事疗法在进行治疗工作的过程中，也能够为来访者提供空间，促使"人们从不同的视角出发，对故事进行更容易理解的建构"。此外，娴熟的叙事实践，可以保障来访者对自己生活的发言权，帮助来访者更充分地参与自己生命故事的重建。

文学作品与戏剧作品的建构

根据布鲁纳（1986）的观点：

诚然，文学作品的价值在于把简单平凡的现实生活描写得非常新奇，让这些故事显而易见，同时又留着许多耐人寻味的留白，吸引读者展开想象，进行补充。在巴尔特看来，作家需要具备以虚拟回应现实的创造性。最终，是读者根据自己的意愿来建构着文学作品中的故事的。（p.24）

构思精巧的小说非常吸引读者。这是因为作者为读者提供了一系列的可能性，使读者在阅读过程中，逐渐参与到作品的建构中来。这无形中在邀请读者推动故事情节的发展，展示出故事的戏剧性。比如，构思精巧的小说会有很多留白，让读者展开想象，自行填充。好的作家并不会平铺直叙，把所有事情都列出来，这就需要读者参与进来。作者只给出"四"这个答案，而读者要去做"二加二"的工作，把特定事件按时间顺序结合起来，得出后来情节发展的方向，与故事的潜在主题相呼应。因此，读者的任务就像弗兰克·科莫（Frank Kermode，1981）在"丑闻与奇迹"中所提到的——选情节（组成剧情的主线事件）和编故事（内在的、不受时间影响而改变的主题）。

但是，在文学作品的阅读、建构过程中，并非仅仅是选情节和编故事。布鲁纳深受文学理论家格瑞马斯和科特（Griemas and Courtes，1976）的影响，认为故事大致由两个蓝图组成——"行动蓝图"和"意识蓝图"。行动蓝图是故事的"素材"，包含组成故事的一系列事件（选情节）和其潜在的主题（编故事）。意识蓝图包含"故事中人物的所知、所想、所感的内容，以及他们所不知、所未想、所未感到的内容"。（Bruner，1986，p.14）意识蓝图凸显了故事中主人公的思想，凸显了他们对行动蓝图的反应——他们对事件及其行为的解读，他们由此看到自己有着哪些特征，他们对自己形成了什么样的身份认同。行动蓝图和意识蓝图的发展，都紧扣主题思想，和其内在的故事线相一致：

> 任何时候，一个故事的寓意——其内在的，不受时间影响而改变的主线——看上去都至少由三个部分组成。它包含这样一个困境：由于情节、人物性格，或者是两者间的相互作用，导致人物的意向和目的出现了偏差……让故事完整起来的，是困境、角色和人物意识之间相互作用所形成的框架，这个框架看起来有开端、有发展、有"结束的感觉"。（Bruner，1986，p.21）

在行动蓝图中，有着需要读者参与的留白，同样，在意识蓝图中也有需要填充的留白。虽然在这个意识蓝图中，人物特点大部分是作者内心想法的展现，但很多时候也是读者通过阅读文学作品，和作者一起构思，一起对故事情节进行填充，双方共同把作品发展得更深刻、更丰富。

在阅读中，读者进入意识蓝图后，会通过主人公一系列的行为来推断其意图和目的，并由此推断得出主人公的性格特征、自我认同等。意识蓝图这个词非常贴切，因为这不仅仅是主人公和作者的思想，也囊括了读者的思想和意识。

好的作家会运用很多方式吸引读者，让他们注意作品中行动蓝图和意识蓝图的留白，鼓励读者运用自己的想象和生活中的经验，将这些留白填充起来。例如，作家热衷于勾起读者对剧情的假设。他们会非常用心地安排故事情节：既不会让留白过大，让读者很难找到有意义的素材去填充它，也不会让这些留白过于俗套，使读者失去探索下去的兴趣。这样一来，就为读者提供了与文学作品互动的基础，让读者可以自由发挥，建构出比实际文学文本更好的"虚拟文本"。布鲁纳在此引用了艾瑟（Iser）的话（1978），用"不确定性"来描述文学作品的这个特点：

> ……正是这种不确定的因素唤起了读者的互动，因为，它们鼓励读者理解作品的目的，并进行创造。（p.61）

在总结艾瑟提出的关于"不确定性"在文学作品中的意义时，布鲁纳（1986）尤其关注一点：

> 正是由于"文本的相对不确定性"才"提供了一系列的可能性"。所以，"文学作品是开启了意义的构建，而不是制定了意义"。（p.24）

文学作品与生活

由于我个人对叙事隐喻和意义建构有着浓厚兴趣，关于故事结构中两种"蓝图"的说法构想深深地吸引了我。对叙事隐喻感兴趣，是因为我觉得，人们会把自己对生活事件的体验和感受，放在一个可以理解的框架中，去赋予它们意义。由此我得出一个结论：从叙事的角度，才可以理解人们日常生活中的活动，人们通过叙事的方式给自己的日常行为赋予意义。这一观点有一个前提，即人的自我认同，是通过其生活故事建立起来的。行动蓝图和意识蓝图的概念，揭示了在叙事框架下，人们主动为其生活赋予意义的过程。

我从文学理论中借鉴这两种蓝图的概念，并不是想说明生活就是文学作品。但我和其他很多人都相信，文学结构与日常生活中意义建构的结构，两者确实有相似性。行动蓝图和意识蓝图的概念，有助于理解人们对其日常行为的赋意，有助于理解个人叙事是如何建构的，有助于理解人们在生活中建立起来的自我认同。而且，这些概念看上去与治疗任务有着很大的关系，我个人认为，心理治疗的主要任务，就是对来访者个人叙事和自我认同的重建。

对叙事实践的启发

文学作品的结构和治疗实践之间有着很深的联系。文学作品中，作者在故事情节中留白以吸引读者，鼓励读者进行思考，调动想象力，并通过回忆自己的生活经验，去填充这些留白，进一步丰富发展故事情节。那些重视丰富来访者人生故事的咨询师们，在咨询中和作家做着同样的事情。咨询师通过让来访者注意到生活故事情节中的留白——通常这些被看作"不重要的"故事情节——鼓励他们进行思考，运用想象力，调动生活经验来补充这些留白。好的作家会仔细安排部署留白，同理，这些咨询师也很在意这些留白的结构，保证留白的间隙既不会过大，使来访者难以通过自己的努力来填补；又不可设置太多没意思的留白，让来访者失去探索的兴趣。这样一来，在治疗对话过程中，来访者经过了这样的训练，会重视自己生活中那些被忽视的事件。

在我的治疗实践过程中，我发现行动蓝图和意识蓝图的概念都非常有价值。这两个蓝图，为细化和发展改写对话提供了基础，丰富发展了来访者的人生故事，也为形成和发展改写对话提供了地图。显然，改写对话发展了来访者生活中那些"期待故事"——不受问题界定的生活故事，这些期望故事其实一直都存在于来访者的日常生活中。在改写对话进行过程中，随着这些期望故事不断被发掘，不断被丰富，来访者的生活自然会发展出更多层次的故事。

但是，有一点需要向大家说明，在本章节中，我用"认同"（认同蓝图）这个词语代替"意识"（意识蓝图），来表述这两个蓝图与治疗实践之间的关系。因为用"意识"这个词语容易引起误会。有时，"意识"会暗指觉察到某种不公；有时，"意识"会被认为是内心做决定的过程；此外，"意识"还有时会被看作是和生活中"无意识行为"相对的、有意识的行为。为了避免这种误会，在本章中，我用"认同蓝图"替换"意识蓝图"，是因为"认同"既涵盖了文学作品中"意识"一词所表达的意思，又可以用在治疗情境中解释来访者生命故事的丰富与发展。

此外，除了可以消除误解，"认同蓝图"这个词语有其自身的优势，它强调了一个不争的事实——来访者在治疗中自身的努力：来访者生命故事的重建过程也是来访者对其自我认同的重建。意识到这一点，也必然会让咨询师更加投入。认识到治疗实践会重塑一个人的生活，这会让咨询师对自己在治疗情境下所说的话和所做的事更加负责。

把文学作品结构和治疗实践结构进行类比，并不是说文学作家的行为和咨询师在治疗情境中的角色是一样的。尽管文学作品的作者也邀请读者丰富、发展故事情节，但作品整体的基本结构还是由作者构思的。但是，咨询师本人并不是治疗对话中故事情节的创作者，咨询师会听来访者讲很多生命故事（进而帮助来访者发现其生活中与问题主题不一致的、影响深远的事件），但他们并不是故事的作者。实际上，咨询师是在确保来访者的权利，来访者可以自己选择哪些事情对他们来说是有意义的，让来访者自己解释这些生命故事和他们生活主题的关系，进而来访者可以自己判断哪些事情对他们来说是重要，并由此得出他们对自己、对他人的身份认同。文学作家在故事情节发展过程中一直处于中心地位，但叙事咨询师却并非如此。

总的来说，在改写对话过程中，行动蓝图和认同蓝图的观念能够帮咨询师建立一个语境，在这个语境中，来访者可以为自己生命中那些被忽视，但又意义深远的事件赋予意义，把这些事联系成一个连贯的故事。在这两个蓝图的指导下，咨询师在治疗中会鼓励来访者思考、探索，得出关于生活的新结论——与来访者以往认为的负面主题所不一致的结论。那些负面的结论往往与问题叙事相关，是它们一直限制了来访者的生活。

利亚姆和佩恩的改写对话地图

利亚姆和佩恩的改写对话地图，可以清楚地阐明行动蓝图和认同蓝图在治疗中的意义。这个改写对话地图，由两个水平的时间轴组成——行动蓝图和认同（意识）蓝图。

迈克尔：（图2.1）利亚姆关心你胜过关心他自己。你能理解对他来说什么才是最重要的吗？或者，对他来说什么是最珍贵的？

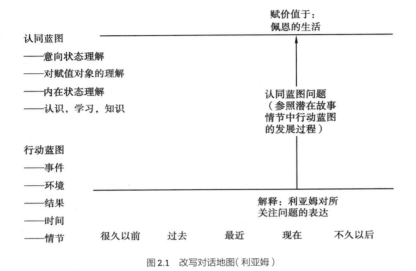

图2.1 改写对话地图（利亚姆）

　　某种意义上，那些和生活主题相悖的表述，会为来访者丰富发展其生命故事提供线索。利亚姆描述过去的生活时，随波逐流和无价值曾主宰了他的生活，但现在利亚姆表达了对他妈妈的关注。我通过提问，让他进一步表达这种关心，进一步呈现这个矛盾。然后我问了佩恩一个问题，来让她反思利亚姆所关心的事情，让她来阐明这意味着对利亚姆而言什么最重要。这是认同蓝图层面的问题。

　　迈克尔：（图2.2）你能讲一些能说明利亚姆对待他在乎的东西的态度的事情吗？他看重什么？你能不能告诉我一些故事，这样能帮我了解你是如何知道利亚姆这些情况的。

　　佩恩强调利亚姆的讲述反映了他对她生活的重视——他重视她。这可以作为利亚姆的一个身份认同，为了进一步说明这一点，我让佩恩讲述了

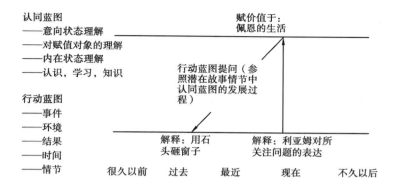

图 2.2　改写对话地图（利亚姆）

可以反映利亚姆这种身份认同的生活故事。这是行动蓝图层面的提问，利亚姆生命故事中的具体事件，可以进一步为证明利亚姆在乎"佩恩的生活"提供例证。

迈克尔：（图 2.3）佩恩，你觉得在多年前的那个星期天，利亚姆采取了一个什么行为？你怎么命名他的这个行为？

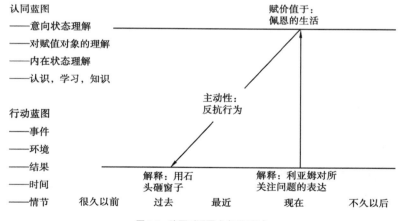

图 2.3　改写对话图式（利亚姆）

听了利亚姆为了转移他父亲的注意力用石头砸窗户的故事，我问佩恩她会如何命名这种行为。虽然她能回忆起这件事，但是还没有想过怎么定义这件事情。这是行动蓝图层面的提问，是治疗中第一个关于命名的提问——"反抗"，展示了在佩恩和利亚姆生活中，那些被忽略但影响深远的事件。

迈克尔：（图 2.4）佩恩，你看到利亚姆在八岁的时候反抗你所承受的事情。这让你怎么看他？你觉得这个事情能反映出利亚姆在乎什么吗？

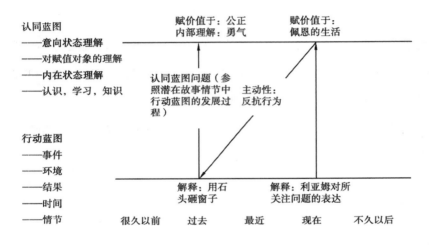

图 2.4　改写对话地图（利亚姆）

这件事情已经过去七年了，佩恩用"反抗"来命名利亚姆用石头砸窗子的行为。虽然佩恩这样说，但利亚姆尚未感到这件事与自己的联系。这个问题是关于这一行为的认同蓝图层面的问题，和一系列提问一起，为利亚姆的自我认同提供了基础，如他的个性、他在乎什么、他的勇敢以及对"公平"的珍视。

迈克尔：（图 2.5）你能告诉我一些利亚姆小时候的事吗？这可以帮助我理解你是怎么了解他的，可以帮助我理解你是怎么得知公平对他来说很重要的。

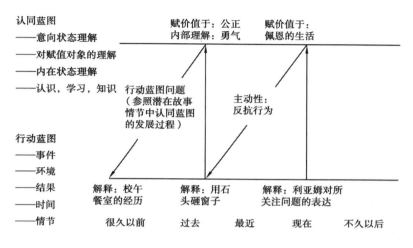

图 2.5　改写对话地图（利亚姆）

利亚姆更进一步地融入他生命故事里这些备选故事情节中，因为他希望理解妈妈是怎样得出他"勇敢"以及他重视公平的结论。这是行动蓝图层面的提问，使他的妈妈给出关于他勇敢、公正的示例，这个问题激活了佩恩关于利亚姆在学校午餐厅中的回忆。

迈克尔：（图 2.6）这又是什么样的行为呢？你告诉过我你认为利亚姆在生活中感到麻木。这件事情听起来与麻木和乱糟糟没有联系。

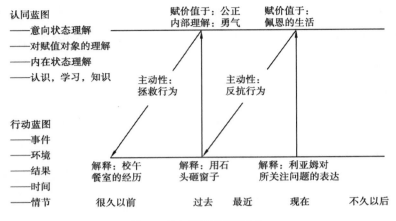

图 2.6　改写对话地图（利亚姆）

这是行动蓝图层面的问题。佩恩认为利亚姆在"拯救"其他孩子。利亚姆现在更加积极地参与进来，丰富这些自己日常生活中的备选故事情节，甚至直接参与其中，为自己六岁时的行为命名。

迈克尔：（图 2.7）佩恩，当我问你对利亚姆对着玻璃扔石头的行为怎么看时，你说你看出他重视勇气和公平。再回想一下他六岁时发生的事情，拯救其他孩子的行为，让你对他的印象如何？

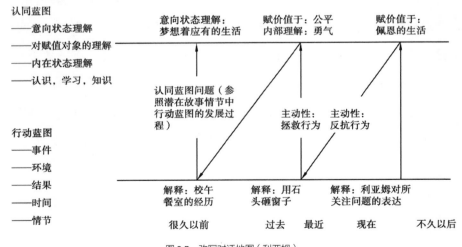

图 2.7　改写对话地图（利亚姆）

对其作为一个六岁小孩子行为的命名过程，可以解释佩恩是如何形成对儿子的这些看法与评价的。这是认同蓝图层面的问题，由此可知利亚姆对公平的态度以及他对生活的憧憬。这些结论与跌宕起伏的故事情节是一致的。从这个意义上说，利亚姆不仅承认了这些结论，还实际参与了证明过程。

迈克尔：（图 2.8）所以，问题是你是怎样把自己与你听到的故事联系到一起的？这些年来发生过的哪些事情能体现出妈妈对你的看法，能体现出你公平公正的立场，能体现出你妈妈所说的小男孩的梦想呢？

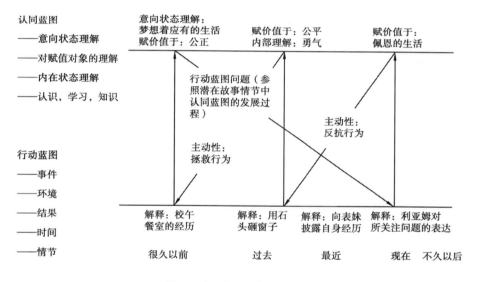

图 2.8　改写对话地图（利亚姆）

利亚姆现在对自我认同有了正向的结论，这在治疗一开始时，并没有出现在他的地图上。但随着谈话的展开，我感觉时机成熟了，可以直接询问利亚姆那些备选故事了。这些问题，鼓励利亚姆回顾近期的生活，反思哪些事件能证明公平在他心中的分量。这是行动蓝图层面的问题，于是我们了解到他援助遭受父亲虐待的表妹的事件。这个行为也表现出他对表妹的关心。

迈克尔：（图 2.9）你妈妈认为你"援助"了你的表妹。这样描述这个行为可以吗？或是其他词语更适合？

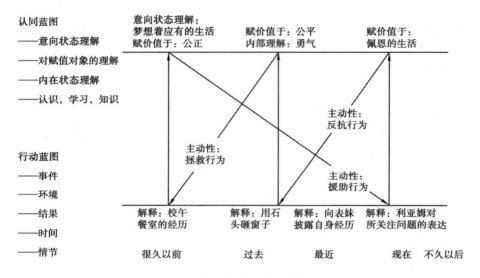

图 2.9　改写对话地图（利亚姆）

佩恩和利亚姆一起回顾了他帮助表妹的故事，并且把这种行为定义为"援助"。这是行动蓝图层面的问题，这一提问鼓励利亚姆为自己的行为命名。

迈克尔：（图 2.10）我听到了拯救的行为，我知道了反抗的行为，还有援助的行为。这都是你过去生活的一部分，把这些行为加在一起，对你而言意味着什么？

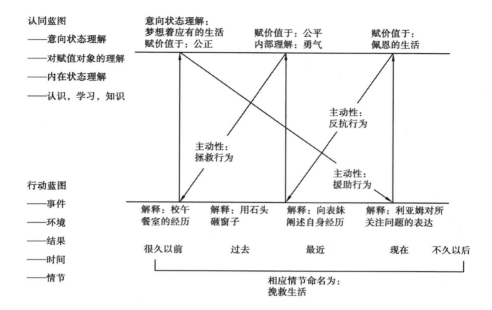

图 2.10 改写对话地图（利亚姆）

利亚姆和佩恩讲述了几个生活故事，都体现了他个性中积极的方面。这一提问是行动蓝图层面的问题，鼓励佩恩和利亚姆把这些故事与某一主题联系起来，并且为之命名。后来利亚姆提出了"挽救生活"的主题，这与他以前麻木生活的主题形成了鲜明对比。

迈克尔：（图 2.11）好，是关于挽救生活。好的，我已经了解很多了。佩恩，你猜我怎么看待利亚姆的追求？

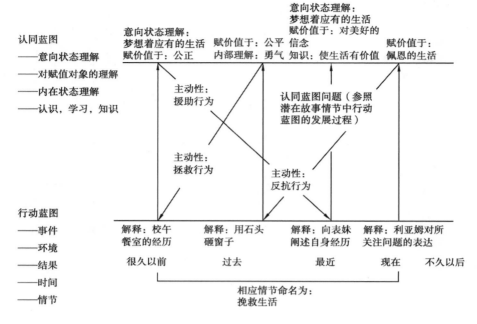

图 2.11 改写对话地图（利亚姆）

这是认同蓝图层面的提问，鼓励利亚姆进一步反思他生活中的对抗行为，丰富生活中的备选故事，进一步得出更多关于其自我认同的结论。这个问题的答案，反映了利亚姆对生活的强烈信念，他知道什么会让自己的生命更加有意义，这使得他对生活的憧憬更加清晰、明朗。

迈克尔：（图 2.12）这些更符合你的看法。现在我有个问题。我们已经知道，对你来说什么事情是重要的，你在生活经历中所坚持的，关于你的梦想，关于你对生活的期待，关于挽救生活。如果你能一直记得这些，让这些想法和认知在你的生活中延续下来，一直支持你，这会带来什么不一样吗？你觉得这会给你的生活带来哪些可能性？你接下来会采取哪些契合这些想法和认知的行为？

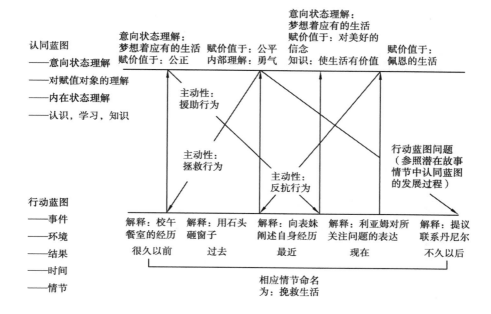

图 2.12　改写对话地图（利亚姆）

在这个问题中，我首先列举了访谈中涉及的关于利亚姆自我认同的结论，邀请利亚姆和佩恩去推测，这些主题内容会给其生活、行为带来哪些可能性。这是行动蓝图层面的问题，这一提问指向未来，有利于备选故事在利亚姆生活中进一步地丰富发展。正因为如此，利亚姆提出来，要联系一个十八个月没有见面的朋友——丹尼尔。

迈克尔：（图 2.13）如果你这样做，这又将是一种什么样的行为呢？是拯救、反抗，还是援助？或是别的什么？

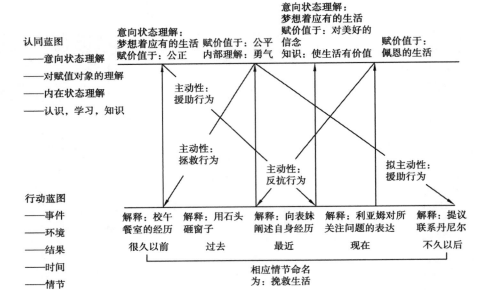

图 2.13　改写对话地图（利亚姆）

这是行动蓝图层面的提问，我请利亚姆为佩恩和他自己所列举的行为命名。这进一步发展了利亚姆的备选故事。

迈克尔：（图 2.14）佩恩，如果你看到利亚姆去联系丹尼尔，你觉得他为何这样做？

这是认同蓝图层面的问题，即：对利亚姆的援助行为做进一步反思。这使佩恩在利亚姆备选故事情节的发展中总结出更多积极、正向的自我认同。

随着时间轴曲曲折折地发展是改写对话的特点。在这样的进程中，来访者的备选故事情节深深地扎根于他们的过去，并且得到了进一步发展。

治疗中，并非所有的改写对话都和这一案例所呈现的提问顺序一致；

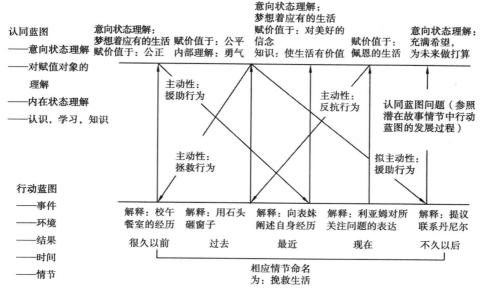

图 2.14　改写对话地图（利亚姆）

行动蓝图和认同蓝图的问题并不总是以这样一种有序方式呈现。在与利亚姆和佩恩的咨询中，还出现了很多丰富故事情节的其他方式，而且我相信在很多情况下我们还可以以别的方式，探讨一系列不同的行动蓝图的问题，进而发展出不一样的认同蓝图。比如，我可以问一些细节问题来了解利亚姆扔石头的事件，这些问题有可能为我们了解后面学校午餐室里的故事提供其他的素材。我们也可以讨论午餐室事件、扔石头事件，还有援助事件之间是否有特定的联系——比如，这些事情是怎么一件一件联结起来的——从而进一步探讨认同蓝图的问题。

　　在这里，我需要强调，在丰富故事情节发展的咨询过程中，确实会有很多可能性供选择，我在选择过程中遵循的是"可行性"原则，而不是所谓的"正确性"的原则。我也不是提前就准备好了要提的问题，这些问题是根据佩恩和利亚姆的回答而提出的。如果我与利亚姆换一天见面，情况很可能就完全不一样，毫无疑问我们所采取的对话方式自然也就不一样。

除了这些常用的方式，改写对话地图在治疗性对话中有非常重要的指导作用，它引导着备选故事情节丰富和发展。对于利亚姆来说，这为他人生提供了知识、经验与技能。利亚姆现在能够预测自己将来可能要做哪些事情（与治疗中形成的人生主题、自我认同相符合的事情，符合其价值观的事情）。

尽管在最初讨论过程中，我采用备选故事这一概念，但我们经过几次治疗对话后，备选故事的地位出现了明显的转变。备选故事逐渐占据了主导地位，替代了之前在利亚姆生活中作主导的问题叙事。

认同蓝图问题的益处和目的

随着利亚姆及佩恩治疗对话的进行，备选故事进一步丰富，行动蓝图和认同蓝图得到更充分的展现。在行动蓝图上，鼓励利亚姆和佩恩围绕某个有价值的主题，把利亚姆生活中特定的事件联系起来，以时间轴串在一起。在认同蓝图上，请利亚姆和佩恩回顾这些事件，对它们进行反思，去理解利亚姆的生活和他的自我认同。这样一来，利亚姆和佩恩才能更好地回答我提出的关于认同蓝图的问题。与其他问题相比较，认同蓝图的问题旨在鼓励来访者：

● 表达主体性（利亚姆和佩恩是怎么看待这件事情的），表达态度（利亚姆和佩恩对这件事情的感受），表达知识（利亚姆和佩恩从反思中所学到了什么），以及展示（利亚姆和佩恩认为这些事情是怎样反映彼此生活的），预见（利亚姆和佩恩对未来的期待）。*

- 意向状态理解（包括目的、目标、计划、愿望、希望，等等）以及对价值观的理解（包括信仰、准则、主张、信念，等等）。

- 论述自己的意向性和价值观（这为佩恩以及利亚姆提供了一个平台，他们积极地为利亚姆的行为赋予意义，在表述这些价值观的时候，他们充满激情）。

认同蓝图层面的问题，有这样一个特点：使用虚拟语气（Todorov，1977）。这种语气体现在**可能**、**大概**、**也许**、**或许**等词的使用上。比如："和这相比，**可能**得出什么结论呢？""这个问题你**可能**会怎么理解？""这对你来说重要，**可能**意味着什么？"在和利亚姆及佩恩的对话中，这使我们的对话从一开始就避免了那种确切的、必然如何的氛围。我坚信采用这种虚拟语气的提问方式，更利于利亚姆和佩恩轻松地表达出他们的想法。

在认同蓝图提问的所有反馈中，意向性的理解和关于价值观的理解对丰富和发展来访者的人生故事最为重要，我统一称其为"意向状态理解"（intentional state understanding）（参考Bruner）。在后面章节，我将对"意向状态理解"与"内在状态理解"（internal state under-

---

*　这些术语具体描述了文学作品中的转变。这些转变行为是发生在意识蓝图中的。托多罗夫（Todorov，1977）认为，这些转变展现了主人公的心理活动。按照布鲁纳的观点（Bruner，1986，p.30），这"行动蓝图与意识蓝图紧密联系成一个叙事网，更加深入地刻画了主人公的行为与意识"。在治疗实践中，关于来访者对特定事件的理解（"主体性"），关于他们对特定事件的感受（"态度"），关于他们通过对这些事件的反思学到了什么东西（"知识"），关于这些事件展现了他们的什么（"表现"），通过这些事件他们可以对自己的生活做出哪些预设（"预见"），所有这些提问都可以促进认同蓝图的发展，丰富备选故事。

standing）做一个比较。在当代生活中，"内在状态理解"的使用要更为普遍。

意向状态理解与内在状态理解

在与利亚姆和佩恩的交流中，认同蓝图层面的问题有助于理解他的行为，形成关于他的"内在状态理解"。从内在状态理解层面，我们可以得出这样的结论：他是"勇敢"的，有"能力"以及有"需求"的。根据这种内在性的理解方式，利亚姆的行为将被看成他的"核心自我"的外在表现形式，都是他个性或人格特质要素的外在表征。

但如果进一步去提问、探索，将有助于引发意向状态理解。利亚姆的行为背后必然有一系列的目的、价值、信仰、愿望、希望、目标和职责等原因。这些并不是在探讨其"核心自我"，而是展现他在如何积极主动地生活。意向状态理解不是想揭示人的本质是什么，而是与人更广泛的生活相联系。咨询中，意向状态理解更好地解释了利亚姆和佩恩是如此珍视其生命主题。意向状态理解，以及对生活中所珍视、在意的事件的解释，在丰富发展来访者的人生故事中发挥着重要作用。

内在状态理解

内在状态理解将人类的行为描述为自我（处于认同的核心位置）中特定要素或人格特质的外在表现。比如，在内在状态理解的情境下，人类的情感建立在无意识动机、本能、需要、欲望、驱动力、性格、个人特质和个人能力（比如力量和资源）的基础上。根据这一传统的理解方式，这些要素和特质都不同程度地展现在人的生存状态中：生活要么是对这些要素或特质的直接表达，要么是对这些要素或特质的曲解。这种曲解常常被称作"机能障碍"或者"紊乱"。

这些内在状态理解常常与内在心理过程一起呈现，在心理过程所建构的机制中，自我的要素与成分被转化为人类的情感。进入20世纪后，内在状态理解和治疗机制的观念，催生了"无意识"这个特定概念。这其实是近一两个世纪以来，众多"现代化"文明互动的结果，包括：

- 人本概念的发展，从人类"本性"的视角理解人的行为表现。
- "自我"概念逐渐被认为是人的核心要素，成为人类对自身的认同。虽然说在世界文明的历史长河中，"自我"这一概念出现相对较晚，但它目前已经发展成为一个普世观念，被西方社会文化广泛接受。
- 17世纪以来，"正常化评价"渐渐地发展起来，甚至完全取代了道德评价，形成了一套新的社会控制体系*。

近一个世纪以来，对人类情感的"内在状态理解"，在西方文化中广为流传——以至于近年来，无论是在专业领域，还是在心理科普领域，大家都理所当然地认为要以"内在状态"来理解人的情绪情感和行为。现在，人们通常会认为，这些自我的要素或特质，一直真实存在于人们的生

---

*　米歇尔·福柯（Michael Foucault）是一位主张系统思想的历史学家，他探讨了几个世纪以来"现代权力"的兴起。他认为这已经成了当代西方文化中的主要社会控制体系。这种社会控制体系令人对人对己都采取一种"正常化评判"，让人努力去复制某种常态的生活和自我认同。换句话说，人们开始服从一种社会控制，根据某种既定的行为和认同的常态来塑造自己的生活。在福柯看来，这些所谓的常态主要是专门的学科领域建立起来的（比如法律、医学、心理学等）。这种社会控制已经大大削弱了以国家机构为代表的道德评价。

命中，当我们在成长过程中，面对、处理生活中遇到的问题时，这些要素或特质就会被挖掘出来。

意向状态理解

与内在状态理解相比，意向状态理解的概念更强调"主观能动性"。这一理念认为，面对困境，面对生活，无论是独自应对，还是与他人一起合作，人们都在积极地发挥自己的作用。意向状态理解主张，人可以按照自己的期望推动生活的改变：人们根据自己的价值观赋予生活意义；人们通过努力主动实现自己追求的目标，塑造自己的生活。

在布鲁纳（1990）看来，对意向性和目的性的重视，对价值、信念、承诺的关注，以及对个人主观能动性的强调，构成了一种心理理论。它具备着历时几个世纪以来大众心理学所传承的特质：

所有文化中，大众心理学都是最有力量的组成部分，这些大众心理学，或多或少会描述该民族人们的生活点滴：我们和其他人的想法分别是怎样的，在特定情境下，人们会期待哪些行为出现，人们有哪些生活方式，一个人该如何作出承诺……近代认知心理学家对意向状态理解（如信念、渴望以及意义等）持讽刺态度，不予认同，所以使用"大众心理学"这个表达方式，这最合适不过了。

人们每天都会在日常生活中应用到大众心理学。人们用大众心理学中的意向性来理解自己的生活以及他人的行为。这种意向性理念可以为人们的行为提供一系列解释，帮助人们去理解他人的行为，去更好地回应他人的行为。

大众心理学的意向状态理解，在指导人们理解整个世界的过程中也具有举足轻重的地位。布鲁纳（1990）指出，意向状态理解可以帮助人理解未知的生活，为人们应对困难和危机提供基础，让人们能够直面他们生活中遇到的困境。

布鲁纳追溯了18世纪末到19世纪初，在专业领域和大众心理学中人们对生活以及对身份认同的意向状态理解。他发现随着时间推移，大众心理学的思想在逐步被内在状态理解所取代——"潜意识"。

我对比了内在状态理解和意向状态理解，在改写对话实践中，我会优先发展意向状态理解，但这并不代表我排斥对生活和认同的内在状态理解。有许多对生活的内在状态理解非常好，有着积极的影响。在治疗性对话中，这种内在状态理解也需要被尊重。

但是，这种内在状态理解不可能像意向状态理解一样丰富故事情节。这是因为内在状态理解倾向于：

- 减少主观能动性（内在状态理解认为，人的生活是由"自我"的要素和特质构成的，而不是由符合个人目的和价值观的行为塑造的）

- 孤立（内在状态理解认为，人的表达被看作独立存在的。意向状态理解则认为，对生活的表达是人与人之间围绕共同的、有价值的生活主题而产生的。）

- 不鼓励多样性（内在状态理解建立在对生活方方面面的规范化、标准化的基础上，无形中倡导着"胶囊自我"的现代理念——鼓励自我占有、自我控制、自给自足和自我实现）

不管刚开始治疗时的情况是怎么样的，改写对话倾向于通过对来访者的意向状态理解，来帮助其建立新的自我认同结论。在我和利亚姆及其妈妈的改写对话中，这种倾向通过我的提问——了解利亚姆对自己行为的理解和看法——被反复强化："你能理解对他来说什么才是最重要的吗？或者说，对他来说什么是最珍贵的？""你觉得这个事情能反映出利亚姆在乎什么吗？""再回想一下他六岁时发生的事情，拯救其他孩子的行为，让你对他的印象如何？""佩恩，你猜我怎么看待利亚姆的追求？""佩恩，如果你看到利亚姆去联系丹尼尔，你觉得他为何这样做？""这说明你对自己的未来有什么规划？"

我要重申一下，强调意向状态理解，并不能说明内在状态理解是错误的或是完全没有帮助的。事实上，在我和利亚姆对话初期，得出的这些对他内在状态理解的结论是非常积极有效的。但需要指出的是，意向状态理解更有助于做到以下几点：

● 使利亚姆意识到，他的生活和其他人的生活围绕着一些共同的主题，联系在了一起。这可以缓解他当时的孤独感。

● 使利亚姆更熟悉自己的生活，可以缓解他对生活的迷茫。

● 使利亚姆关注那些生活中被自己忽略但又意义深远的事件，并反思、表达，进一步做出情感上的回应，这可以缓解他的无意义感。

● 思考别人会怎样看待他的生活和自我认同，可以缓解他的缺失感。

● 设想可以做哪些符合自己价值观和生活理念的事情，可以缓解他的绝望感和无助感。

● 表达自己的行动意图和价值观，可以缓解他的沮丧感。

撇开这些不说，在谈话中意向状态理解所探讨出来的一切，给利亚姆一种自我管理的感觉，这可以消除他的麻木感。此外，这为后面他进一步探索自己的过去、现在、将来，深入了解其自我认同打下了良好的基础，有效地缓解了利亚姆对生活的混乱感、被破坏感。

认同蓝图：思想档案柜

有人会觉得把认同蓝图比作"思想档案柜"更有助于理解，每一个柜子都代表了和文化相连的某种认同。在西方文化中，这包括内在状态理解的分类，比如无意识需求、本能、欲望、驱动力、性格、个人特质、个人专长等，以及意向状态理解的种类，比如目的、抱负、要求、梦想、设想、价值、信仰以及义务等。在思想档案柜中，人们把所有关于自我和他人认同的结论进行归类。这些认同影响着人们如何看待生活的具体事件，如何定义事件的主题，并通过对事件、主题的反思，进一步去丰富事件的发展。思想档案柜中总结的所有认同（包括内在状态理解），会很大程度上影响着人们的行为；它们塑造着人们的生活。换句话说，塑造生活的并不是动机和需要等"东西"，而是在社会中建构出来的对这些"东西"的认同。

改写对话为来访者形成新的自我认同提供了可能性。这些新生成的自我认同，与来访者根据生活中问题叙事所形成的认同是不同的。这些新的自我认同被纳入"思想档案柜"，会占据先前自我认同的空间，新的自我认同将逐步替代它们对来访者生活的影响力。

进一步说明

以下是另外两个改写对话的例子。只是我没有为其提供叙事性的评论，我期望读者能够自己对这些治疗性对话进行叙事分析，此外，我在案例后面也提供了地图，供大家参考。

薇薇安

薇薇安是一位刚刚40岁出头的女性，遵照主治医生的建议来找我。这是几年来薇薇安少有的几次转介中的一次，这对她来说是一件很焦虑的事情。她邀请了她的伙伴阿德拉做伴，以提供心理上的支持。在我们初始访谈开始，薇薇安告诉我她长期罹患"广场恐惧症"，因此，一直过着颇受限制的生活。她同时也忍受了18年的"饮食障碍"，主要病症是厌食症和暴饮暴食症。我知道薇薇安一直过着很不自由的生活。但是最近，在她父母的鼓励下，她决定重新开始，努力从"摧残她这么久"的环境中解脱，"让她的生活自由"。

我们第三次咨询时，薇薇安开始了解先前生活中被自己忽视的某些方面。她开始谈论生活目标，她的目标与先前深居简出的生活恰恰相反；她开始谈论个人品位，这与她的艰苦朴素互相冲突；她开始谈论自己的渴望，那是与"神经性厌食症"不一致的渴望。在这个基础上，薇薇安制订了一个相当大胆的计划。她决定主动与一些自己长大后就很少接触的亲戚联系——两个阿姨，一个叔叔，一个表妹——邀请他们和她及她的伴侣一起野餐。薇薇安之所以选择这些亲戚，是因为她在童年时期与这些亲戚有着美好的回忆。

薇薇安决定这次野餐有三个原因。第一，孩提时代，野餐给她留下了温暖的回忆。第二，因为这次野餐在一个开阔的空间进行，这对她因"广场恐惧症"而形成的生活方式提出了挑战。第三，野餐这个想法与她公开用餐的计划相联系——薇薇安已经十年没有在别人面前用餐了。她希望与亲戚野餐这件事，可以使她从"广场恐惧症"和"神经性厌食症"操纵的生活中走出来。但是，她非常担心事情是否可以顺利实现。

三周后的第四次咨询，我得知薇薇安完成了她的这项计划。野餐进行得很顺利，只是她的表妹因为去度假而未能参加。薇薇安说，空旷的环境中她并没有逃跑，成功地在众人面前用了餐，在活动结束之后，她宣布自己十年以来首次在众人面前用餐成功。她的阿姨和叔叔为能来参加这次野餐而感到荣幸。

显然，在薇薇安看来，这是一次胜利，但是我担心这次事件力量还不够强大，不能冲破限制她生活的重重压力。所以我进一步询问了她这个创举的一些细节，希望能使它更加有意义，并以此来丰富备选故事在她未来生活中的发展。

迈克尔：真是一次不错的野餐！薇薇安，我想我已经了解了这种成就的重要性。你会怎样命名这个行为呢？

薇薇安：还没有，我还没有想过这个。我不知道什么样的名字更好。

迈克尔：我想这个名字应该和自我怀疑无关，和你所描述的"失去自己的生活"无关吧？

薇薇安：是的，是无关的。我认为这更是一种自我信任。

迈克尔：自我信任！你想过这种自我信任可能给你带来什么吗？

薇薇安：你的意思是？

迈克尔：你想过这种自我信任是怎样影响你的生活的吗？或许它会影响到你对自己的看法？或许会让你对自己的生活有新的理解？或许会影响你和叔叔、阿姨之间的关系？随便哪个方面。

薇薇安：嗯，我确实注意到，它让我和叔叔、阿姨之间关系更加亲密了。我真的感觉到我和两个阿姨以及叔叔重新建立了联系。他们太可爱了。是的，这使我和他们以及阿德拉比以前亲近了。

迈克尔：自我信任这个行为，其中的一个作用是使你和你觉得重要的人重新建立了联系。你对这种变化感觉怎么样？

薇薇安：当然，我只能说我很高兴。

迈克尔：你能说说你为什么对此感到高兴吗？说什么都可以，这可以帮助我理解它为什么对你如此重要？

薇薇安：你可能难以理解，因为我这么久和他们没有联系了。但是我真的相信自己喜欢接触人群，真的。

迈克尔：喜欢接触人群。那你能告诉我，对一个喜欢接触人群的人来说，什么样的事情是重要的吗？

薇薇安：嗯，我想想。

我的问题使薇薇安认识到自己能够组织野餐并顺利完成计划的重要意义。但是，我猜测如果不把她的这些行为带入到她的生活故事中，其重要性就会显得非常无足轻重。比如，这种行为可能会被认为是"仅仅一次"的行为，或是偶然出现的机缘巧合，也有可能就是个例外情况。

这种无足轻重的认知会让薇薇安所采取的这一行为变得脆弱，从而不能为她在生活中长久地改变提供支持。因此，我开始询问一些问题，鼓励薇薇安把这些行为加入她的生活故事中。最初我问了很多非常直接的行动蓝图层面的问题，去鼓励薇薇安回顾近期自我信任的行为："你会为自我信任的行为做什么准备？你如何看待你做的这些准备？""或许你可以试着想想，怎么样才能为此做好准备？""你可以考虑一下，是什么原因让你这样做的，是否可以谈谈与此相关的事情呢？"

　　于是，我们谈到了野餐之前的事情。野餐前做了什么活动，当时是什么样的情境，包括在薇薇安邀请亲戚们来参加野餐之前，她为了控制自己的焦虑所采取的措施，以及薇薇安加入大家前所经历的关键时刻，以及她都做了什么来应对这些危机。对这些事情的回顾，让野餐本身也具有了新的意义。随着这些行为转化为一系列时间轴上的事件，我问薇薇安会用什么名称来定义她生活中的这种变化。"我现在很清楚是什么促成了自我信任这个行为。你会怎么总结这些发展呢？""如果这一行为是你生命中的一段经历，你将如何命名这段经历呢？"针对这些问题，薇薇安把它总结为"夺回我的生活"。

　　在下一次咨询中，我们又一次提到了野餐，这一次时机似乎成熟了，可以将改写对话进一步延伸到薇薇安的生活中：

　　迈克尔：薇薇安，我有一些问题，你认为这些变化是在"夺回你的生活"，这说明你是一个什么样的人呢？
　　薇薇安：嗯，我不知道，我不知道要怎么回答这个问题。
　　迈克尔：也许我可以问问阿德拉。

薇薇安：好的，很好。

迈克尔：阿德拉，我想问问你对野餐的看法。你可能对薇薇安为什么会采取这样的行为有些想法。或者是什么东西支撑着她的这些想法；或许你认为这些对薇薇安有什么重要性，类似这些都可以。

阿德拉：是啊，实际上，我对此有些看法。但是我首先想说的是这很大程度上体现了薇薇安的坚持不懈和意志力。

迈克尔：坚持不懈和意志力。薇薇安，你觉得阿德拉所说的有道理吗？

薇薇安：嗯，我想是这样的。但是我并不想用这个词来形容。

迈克尔：你想用其他什么词语来表达呢？

薇薇安：我不能找到合适的词。但是我想能够感受到阿德拉所说的意思。

迈克尔：好，你不会用坚持不懈和意志力来表达，但是也能理解这两个用词。

薇薇安：是的。

迈克尔：我很好奇你是如何做到理解这两个词的。最近你生活中有发生什么事情，能体现出你的坚持不懈和意志力吗？

薇薇安：嗯……我想想……可能……不，没有例子。

阿德拉：我可以想到一些。上上个周末，我们在谈论周六下午做什么。迈克尔，周六下午我们两人总是在一起，这是属于我们的时间。总之，当时我说有些园艺方面的事情需要去做，我记得薇薇安说了这样的话："是的，这是个好主意，但是我和你的想法不同，我有其他的想法。"（转向薇薇安）我不记得你之前还说过类似的话。

薇薇安：是的，我没有说过。我之前确实没有说过。我的意思是，我确信我之前从来没有说过这样的话。

迈克尔：这和阿德拉所说的坚持不懈和意志力有关系吗？

薇薇安：我想是的。

迈克尔：我想知道"我和你的想法不同，我有其他的想法"这对你来说意味着什么，或者对你和阿德拉的关系意味着什么。你能好好想想吗？好好想想这些可以说明哪些对你来说是重要的？想想你和阿德拉的关系？

薇薇安：我想……是的，我想这说明我更重视我自己了。至少是开始重视了。可能我并不是完全无足轻重的。

迈克尔：你提出了你自己的意见，所以……

薇薇安：所以我可能更重视自己的意见了，我的意见至少是有一点价值的。

迈克尔：就像你有……

薇薇安：就像我有自己的思想，我珍视它。

迈克尔：阿德拉呢？

阿德拉：我同意。当然薇薇安是更珍视她的意见了，更重视她自己的想法。我想对我们的关系来说也是这样。

迈克尔：这是什么意思呢？

阿德拉：我想是信任。正是薇薇安相信我，所以才会对我说那些。

迈克尔：这反映了她对你的信任，是一种信任的关系。

薇薇安：是的，就是这样。

迈克尔：信任常常是……

薇薇安：实际上我认为对我来说，没有什么比信任更重要了。

迈克尔：除了阿德拉，你认为还有谁知道你的坚持不懈和意志力呢？或者，谁还欣赏你对自己的主意和想法的重视？或者，谁还知道信任对你非常重要？

薇薇安：海伦吧。（海伦是大薇薇安4岁的姐姐，她16岁的时候自杀过。那时，海伦做了一切能做的来保护薇薇安免受她自己曾经经受的折磨。）

阿德拉：是的，是海伦。至少从我对她的了解来看是这样。

迈克尔：我能问一些关于海伦，或是关于你和海伦之间关系的问题吗？（我已经在和薇薇安和阿德拉的第二次交流中了解到了一些关于海伦的事情。）

薇薇安：对我来说，以前这是个很难进行下去的话题，其实到现在可能也是。但是现在我想可以谈一谈。是的，我现在非常想谈谈，虽然这很难。

迈克尔：如果海伦在这儿，加入了我们的谈话，如果我问她关于你小时候的事情，关于你坚持不懈和意志力的故事，或是关于你重视自己的看法，或是信任对你来说很重要，你觉得海伦会讲些什么？

薇薇安：海伦照顾过我，她可能会讲出很多故事。

迈克尔：你猜她现在最想讲什么故事呢？

薇薇安：她可能会告诉你一些我上学时遇到的困难。对我而言每件事都难以承受，我哪件事都处理不好。让我崩溃的是，七年级时我遇到一位龌龊的老师，这位老师特别龌龊，终于有一天我失控了。我当时简直疯了，我不记得我究竟做了什么，只记得我撕毁了所有东西，把教室破坏得一塌糊涂。我记得，随后我就被送到校长那儿去了，我被罚站了几个小时，校长让我反省我的所作所为，以及怎样修好我损坏的东西。但是我认为我并没有错。然后，海伦突然出现了。我不知道她是怎样找到这里的，因为这所学校距离我家挺远的。但不管怎样，她开始去找校长。我的意思是：她去告诉校长应该怎样做，应该怎样管理他的老师，他的学校是多么丢脸；等等。然后她开始打校长，我也加入了，现场简直像一场暴乱。突然间到处挤满了人，事情变得乱七八糟，仿佛永无止境。因为这事，我们遇到了大麻烦，我爸爸狠狠惩罚了我俩。

迈克尔：这是个令人感动的故事。

阿德拉：是的，我以前没有听过这些细节。

薇薇安：我以前并没有想过它，可能我并不想去回忆它，因为事情从那以后变得更糟。

迈克尔：你猜想海伦会欣赏你什么呢？

薇薇安：我不用猜，我确定她欣赏我永不屈服的决心。

迈克尔：关于你的思想？

薇薇安：是的，我相信，她会欣赏我有独立的思想。

迈克尔：你觉得通过这件事，海伦会觉得对你来说，什么才是最重要的，或是你的生活需要什么吗？

薇薇安：我需要什么？什么对我来说是重要的？嗯，我想到关于信任的事情。我们非常信任彼此。还有我的不屈服，海伦可能会说我对生活有着幻想。

迈克尔：幻想？可以用其他词语吗？

薇薇安：是的，"希望"会更好些。

迈克尔：我能问几个关于希望的问题吗？

薇薇安：当然。

学校危机事件的细节，以及海伦是根据哪些情况推断出关于薇薇安的性格特点的，这些标志着回塑对话（re-membering conversations）的开启，回塑对话是叙事理念中非常感人的技术，带给人深深的感动。我会在第3章做详细说明。

在这次对话结束时，我让薇薇安猜想，如果海伦对她性格的这些看法，可以在她未来的生活中产生影响的话，在"夺回自己的生活"方面，会促使她采取哪些行动。我也询问薇薇安和阿德拉，应该建立什么样的环境，来帮助薇薇安进一步了解自己的个性。针对这个问题，薇薇安想出了三种措施，这和海伦对她的认识不谋而合。薇薇安和阿德拉对在未来几个星期里，怎样才能让薇薇安理解自己的个性，都有着自己的看法。在下一次咨询中，我了解到，薇薇安采取了其中的两种措施。

在超过十八个月的时间里，我们进行了多次咨询，围绕着"夺回我的生活"为主题，进一步发展了行动蓝图和认同蓝图，丰富了薇薇安生命中的备选故事。这让薇薇安在挑战"广场恐惧症"以及"厌食和暴食症"方面做出了更多的创举。接下来的十八个月，我了解到她给自己建立了一种"世外桃源"的生活，在那儿她会很高兴，虽然有时候她在空旷的地方依然会感到不安全，也会对食物和体重有"不良的想法"，但这些都不再是她全身心关注的问题了。

图2.15是与薇薇安和阿德拉改写对话的图式，向上的箭头表示认同蓝图的问题，向下的箭头表示行动蓝图的问题。

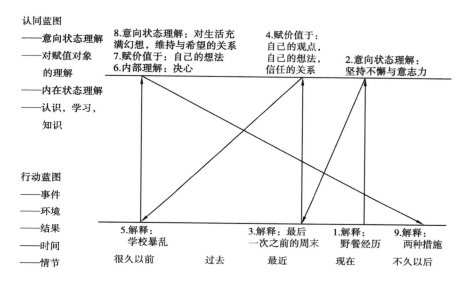

图 2.15　改写对话图式（薇薇安）

大卫

波林和弗瑞德，以及他们11岁的儿子大卫。某个社会机构在充分了解了大卫的情况后，建议他们找我咨询。大卫11岁，制造了太多危机，波林和弗瑞德几乎认定，无论做什么都无法解决这种状况。他们认真地考虑了一个"下策"——让大卫远离家庭，去其他的环境生活。在我们咨询之初，就引入了外化对话，我们谈了他们遇到的问题，这个问题给他们生活所带来的麻烦，以及这个问题对家庭成员相互关系的影响。在对话中，波林、弗瑞德和大卫详细地描述了他们遇到的麻烦。

一旦外化对话完善地建立起来——当大卫的自我认同远离"麻烦"的影响时——便能够好好地分辨大卫生活中那些不受"麻烦"控制的事情。为了回答我的这些问题，弗瑞德讲述了最近一次全家一起去海边的事。弗瑞德在那儿见了一个老朋友，一时间他们沉浸在回忆中。在交流结束时，弗瑞德突然意识到这次谈话很顺利——他并没有像往常一样被不停地叫去处理大卫制造的麻烦。

迈克尔：请再说说为什么你告诉我这件事呢？

弗瑞德：好，我几乎二十多年没见到我的老朋友——吉欧弗，他是我小时候最好的朋友。我们能如此快乐地畅谈过去，唯一的原因就是大卫那时并没有制造麻烦。在我们谈话结束前，没有出现任何麻烦。

迈克尔：大卫，你记得这件事吗？在沙滩的那天。

大卫：记得。

迈克尔：所以，你感受怎么样？

大卫：不知道。

迈克尔：你认为呢，弗瑞德？你觉得大卫怎么样？

弗瑞德：嗯，可能只是个偶发事件。不知道什么原因，大卫和每一个人都相处得很好，好像从忧郁中走了出来，但让我确实感觉很好。

迈克尔：波林，你觉得呢？

波林：我不知道，那时我不在那儿。

迈克尔：大卫，在沙滩上的那天，你待在那儿是因为遇到麻烦了吗？还是因为其他什么事情？

大卫耸耸肩。

迈克尔：（转向弗瑞德）你认为大卫在那里是因为遇到了困难呢，还是因为其他什么事情？

弗瑞德：我猜是因为别的事情吧。

迈克尔：波林？

波林：是的，我想是因为其他什么事情。

迈克尔：（提到前期外化对话中所获得的信息）让我们回过头来想想，我们是怎样描述这个麻烦的，它为什么会出现。是为了破坏和其他孩子的关系，为了使大卫在别人眼中留下不好的印象，给他建立不好的名声，让所有人都远离他，为了影响大卫和父母的关系，为了使大卫的爸爸受挫，为了……

弗瑞德：嗯，显然这次它没能成功。但是，这仅仅是一天，还不是一整天，仅仅是一两个小时。

迈克尔：不管时间有多长，如果大卫没有制造麻烦，那他在干吗？

弗瑞德：嗯，我想大卫这一段时间在抵抗麻烦。他应该在抵抗麻烦。

迈克尔：这是你的猜想，他是在抵抗吗？

弗瑞德：在这个情况下我会这样说。是的，我想是这样的。但是我希望这种情况多发生。

迈克尔：大卫，你认为是这样的吗？你在海滩那天是在抵抗麻烦吗？

大卫点头称是。

迈克尔：你知道你爸爸使用抵抗这个词是什么意思吗？

大卫摇摇头。

迈克尔：你能向大卫阐释一下吗？你能为他把这个词拼出来吗？

弗瑞德：嗯，大卫，是这样写的……

弗瑞德通过许多典型的实例，为大卫详细地解释了他所提到的"抵抗"的意思。大卫显然很快就接受了这样的描述。接着我问他是否认为"抵抗麻烦"可以恰当地定义他在沙滩上的行为，他毫不犹豫地给出了肯定答复。这个回答之后，我们开始讨论"抵抗麻烦"的行为具体是怎么样的，会给大卫的生活带来什么影响，会对大卫和父母的关系产生什么影响。

随着交流的深入，去沙滩的事件发展出了新的意义，我开始进一步提问，协助大卫和他父母把这些事件纳入一条故事线中：

迈克尔：我很好奇，大卫。那天你在沙滩上是怎样抵抗麻烦的？

大卫耸耸肩。

迈克尔：你能想想之前是否发生过什么事情，让你准备好了来抵抗麻烦？你能想到什么事情可能有助于你抵抗麻烦吗？

　　大卫摇摇头说没有。

　　迈克尔：（转向波林和弗瑞德）你有没有发觉大卫在生活中是否发生了什么事情，有助于他在沙滩那天抵抗麻烦？回忆一下什么事情为他这样做打下了基础，是什么让他准备好这样做的？

　　波林：我想不到任何事情。我们和大卫一直都处于非常糟糕的状况中，去年的情况更加严重。我们没有看到有任何好转的迹象。

　　迈克尔：弗瑞德？

　　弗瑞德：我也想不到任何事情。就像我刚刚说的，那只不过是偶发事件。

　　迈克尔：所以你们俩都没有发觉任何事件促使大卫做出在海滩上的行为？

　　波林：没有，我没有。

　　弗瑞德：没有。

　　迈克尔：大卫，既然没有人看到任何迹象，你是悄悄地准备抵抗麻烦，然后给大家一个惊喜吗？

　　大卫耸耸肩。

　　迈克尔：我问你是否因为想给大家一个惊喜，而悄悄地准备，是这样吗？

大卫现在微笑着点头。

迈克尔：你点头代表什么，大卫？

大卫：这是个秘密。

迈克尔：谁能猜到这是什么意思？！

弗瑞德：我们应该能猜得到！（波林笑了）

迈克尔：好的，大卫，让我们开始猜这个秘密吧。你是怎样做好准备的？你做了什么？

大卫：嗯，我……嗯……我……我在周日陷入了最糟糕的境地，我起晚了。

波林：是的，是这样的。警察在我们周围，每件事情都很糟糕！

迈克尔：听起来是不太好，继续说，大卫。

大卫：那是周日，我起晚了。我在洗手间照镜子，看着镜子里的自己，我确定自己的样子很颓废。所以，我低着头看着水槽，再抬头看看镜子，然后对自己说："孩子，你得做点什么了，你的生活一团糟。"

波林和弗瑞德疑惑地看着对方。

迈克尔：这就是开始！

大卫：是的。

迈克尔：这是值得重视的！但这件事是怎么让你准备在沙滩上抵抗麻烦的？

大卫：不知道，但这肯定起了作用。

迈克尔：（转向波林和弗瑞德）你们觉得大卫在周日早上的所作所为和之后在沙滩上抵抗麻烦有什么联系？

为了回答这个问题，波林和弗瑞德开始猜测这两者之间的联系。大卫最后承认了其中的部分猜想。通过猜想与证实的过程，大卫在海滩上抵抗麻烦的事件被纳入整个星期的事件列表中。海滩上的事件变得不再神奇，而是融入了一条新的故事线中。随着这件事的发展，我想应该让大卫为这段故事的主题和情节命名了。

迈克尔：好了，我们现在对大卫生活中的一些事件都有了进一步的了解。大卫，我知道在你看来，抵抗麻烦能够很好地描述你在沙滩上的所作所为。但是是否有其他词更能够概括你在周日早上所做的事情以及后来在海滩上抵抗麻烦所做的事？是否还有其他的词能形容你生活中的这些事？

大卫耸耸肩。

迈克尔：这件事情和麻烦是不一致的。和麻烦的方向是不一致的，不是吗？

大卫：不一致。

迈克尔：好，如果有另外的方向，对这个方向怎么描述比较好呢？我们可以猜一猜。

大卫：嗯……嗯……是关于，我想用"应对"来形容。我想这样形容。

迈克尔：应对麻烦。所有一切是应对麻烦！

大卫：是的。

迈克尔：（转向弗瑞德和波林）你们知道这些吗？

弗瑞德：当然不知道。

波林：我也不知道。这是我从来没有听说过的事情。

迈克尔：所以，真令人吃惊，正因为如此，我的下个问题可能会有点难回答。

弗瑞德：没关系，是什么问题呢？

迈克尔：当大卫决定"应对"麻烦的时候，你们对他怎么看？这影响了他在你们心中的形象吗？或者让你们知道了什么对他来说很重要？

波林：我可以看到他的决心，其实我知道他一直都有决心。他真的是一个坚韧不拔的孩子。但不同的是，他有效地利用了这股力量，没有使它对抗自己，也没有对抗我们。

迈克尔：你对此是怎么想的，弗瑞德？

弗瑞德：嗯，我不知道……但是我可以猜一猜。这是大卫在尝试着做某件事。我猜他在尝试着做一些更有意义的事，从而使自己能有一定成就，使自己获得朋友，让生活发生不一样的事情。

迈克尔：大卫，你觉得怎样？你觉得妈妈爸爸关于你决心的理解正确吗？你对你爸爸所说的使生活变得有意义，有什么看法？他们的理解都对吗？

大卫：对的，就是这样的。

迈克尔：这对你来说怎样？我的意思是说，你觉得你父母这样评价你，你怎么想？

大卫笑了。

迈克尔：（对着波林和弗瑞德）你们发现了大卫的优点，你们俩感觉怎样？

波林：我们也很吃惊。我们花了很长时间才习惯这个。但是这很好，非常好。如果能更多一点就更好了。

弗瑞德：是的，我也是这个意思。

迈克尔：我想知道，我们谈到的大卫生活中的这个变化，是在大卫生活中首次发生，还是在他过去的生活中就已有体现？

弗瑞德：你说的是？

迈克尔：嗯，我想你是否能告诉我大卫年幼时生活中发生的一些事情，能体现出他的决心以及对有所成就的渴望。或者，是否有其他一些关于悄悄准备或提早作应对的故事？

弗瑞德：听你这样问，我想到当他是一个小孩子的时候，可能5岁吧，或是6岁。你记得吗？波林。那是一个周日的中午，我正在做饭，忽然从大街上传来大卫的呼叫声。他叫喊着，我担心他碰到了什么麻烦，于是跑了出去，我们看到了什么？大卫在街上骑着一个高大的两轮自行车，挥舞着手，看起来非常危险。然后他做了什么？他松开两只手，说"看，不用手"！我们都惊呆了。

波林：我们都非常吃惊，因为我们并不知道他会骑两轮的自行车。

迈克尔：是他自己悄悄练习的？

波林：是的，是他自己悄悄练习的。他对学东西充满了决心。

大卫笑了，显然他很乐意重提此事。

弗瑞德：这里还有些别的事情，但是我现在不打算说。

迈克尔：是什么事情？

弗瑞德：（很礼貌地）我们不想说这自行车是从哪儿来的。并不是大卫的，他朋友也没有这样的自行车。

大卫有点害羞，但明显还是对重提这件事很高兴。

迈克尔：大卫，是你有意令你父母吃惊的吗？

大卫：我想是的。

迈克尔：他们认为这件事情体现了你命令"决心"服务于自己，证明了你能有所成就，你认为是这样的吗？

大卫微笑着点点头。

迈克尔：好的，我想多问问你：这对你意味着什么，你希望你的人生是怎样的呢？我会让你的爸爸妈妈协助你。

这些问题促成了这段谈话，从而得出了几个关于大卫身份认同的结论，这些结论与那些由问题导致的关于大卫的结论完全相反。它们为进一步探索大卫生活故事提供了基础。大卫也开始参与到这些故事情节的改写中。不久后，我让大卫和他父母都来设想一下，在不久的将来可能取得什么样的进展："大卫，如果你想从麻烦中脱身，在离开这儿之后继续有所进展，你觉得你下一步会做什么？如果你觉得可以的话，我会让你父母帮我们想一想。但最终还是由你自己决定。"

在他父母的协助下，大卫想出了许多如何继续摆脱麻烦的方法。他也想到其他的一些方法，但这些都是秘密。我问波林和弗瑞德他们会为大卫提供什么样的环境条件，来协助大卫摆脱麻烦，这些在大卫那得到了认可。我要明确的是，在这之前，我并不去预设大卫会采取什么方式来践行这些想法。

随着后面一系列的咨询，大卫想出了更多摆脱麻烦的方法，并确实取得了成效。在这个过程中，弗瑞德和波林不断地给他惊喜——他们采取意想不到的积极措施来为大卫摆脱麻烦提供有利的环境。我了解到，在接下来的六到十八个月中，除了有一些间断外，对大卫和他父母来说，一切进展顺利。

图2.16是我和大卫及其父母的改写对话图式。向上的箭头表示认同蓝图的问题，向下和水平的箭头表示行动蓝图的问题。

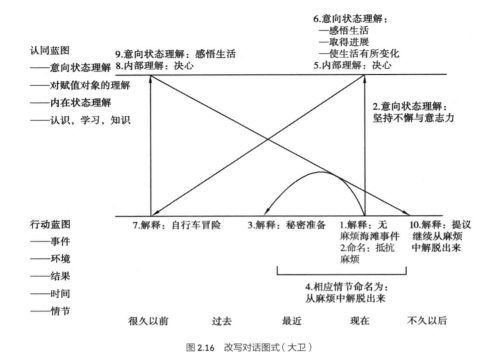

图 2.16　改写对话图式（大卫）

总　结

在本章中，我展示了叙事心理治疗中改写对话地图。这个地图建立在文本比较的基础上，是"行动蓝图"和"认同蓝图"构成的故事。改写对话地图指导咨询师展开治疗性对话，丰富来访者生活中的备选故事情节。正是由于备选故事情节的丰富和发展，来访者可以采取与他们生活主题相一致的方式来应对困境和问题。他们在改写对话中会更充分地理解这些主题的珍贵性和重要性。

多年来，改写对话地图在我的治疗实践中起着支柱的作用。我从来没有对生活事件缺少过好奇心，也没有对丰富生活的探索失去过热忱。"编故事"的叙事分析激发了我的好奇心，我发现自己对生活和治疗性活动更加好奇。

我希望通过本章，能够相对综合地、清晰地阐述在治疗性实践中"想象在叙事模式中的运用"。我在发展改写对话地图的过程中，引用了杰罗姆·布鲁纳作品中的一段话，我觉得它适合作为本章的结语，它能表达我对叙事心理治疗的情感。

叙事模式中的想象力使……成为好的故事，扣人心弦的剧情，成了可信的……历史记录。它处理人类的行为与意图，记录着这些行为、意图所经历的变迁与结果。它努力将永恒的奇迹融入具体的经验里，将这种经验感受安置在具体的时空中。乔伊斯（Joyce）认为，故事的特性就是日常生活的显现。（Bruner，1986，p.13）

3
回塑对话

回塑对话（re-membering cover-sation）的提出，是基于这样一个观念：人的身份认同的基础是我们的"人生俱乐部"，而非核心自我。一个人的"人生俱乐部"，是由出现在这个人过去、现在甚至未来生命中的重要人物或身份组成的，这些重要人物和身份的发声，会影响这个人对自己的身份认同。回塑对话给人提供了一个修改自己"人生俱乐部"中成员资格的机会：提高某些成员的级别，降低另外一些成员的级别；表彰一些成员，开除另外一些成员；在对自己身份认同的影响上，赋予一些声音更大的权利，同时取消另外一些声音的干扰。

回塑对话不是被动地回忆过去，而是有目的地回塑一个人与其生命中的重要人物的关系，回塑这些重要人物对自己当前生活、自我认同间的关系，以及对自己将来的影响。在人的生活中，有很多可以进行回塑的重要人物和身份。此外，回塑对话中的"重要人物"不需要彼此认识。比如，"重要人物"可以是对某人产生过重要影响的书的作者，或是电影或卡通动漫中的角色。这些"重要人物"甚至不一定是人，可以是某人小时候玩过的公仔或者最喜欢的宠物。

杰西卡

杰西卡，女，四十多岁，因童年和青少年阶段受父母虐待而导致的一系列问题前来咨询。被虐待的时候她孤立无援，如今应对这些虐待所导致的问题成了她的生活主题。这些问题其中就包含对自己消极的自我认同：她认为自己毫无价值，感觉她的生活没有希望。这种绝望感时常伴随着她，因而她有很多次差点就放弃了生命。然而，她还是活下来了，所以我尽力去了解到底是什么原因让她在一系列的危机中活了下来。最终，我们发现杰西卡依然保持着那么一点儿微弱的希望，觉得将来什么时候可能会不一样。

看到这一点后，我开始和杰西卡讨论这一点儿希望。我非常想了解为什么她经历了这么多事，还能够保持那一点希望。我还非常想了解，是她的哪些经历让她感到确实有这一点儿希望存在着。在回答我提问的过程中，杰西卡提到了一个发生在她和一位邻居之间的故事。她认为这位邻居可能在证明和维持这一点希望的过程中起了一定的作用。在杰西卡9岁搬家之前，杰西卡挨打的时候，这位邻居会把她带到自己家里，这持续了大约两年的时间。这位邻居为她做了不少事，包括身体上的安抚，她饿了会给她饭吃，还教她缝纫和编织，这位邻居爱好缝纫和编织。在鼓励杰西卡充分地描绘了这位邻居对她生活的贡献之后，我鼓励她思考一下：邻居为什么会为她这么做，这说明她在邻居的眼里是一个什么样的人——邻居可能会欣赏她身上的哪些特点。

- "你觉得这位邻居为什么这样对你呢？"
- "你猜猜她为什么要帮你？"
- "这位邻居会欣赏你什么呢，可能那些是被你父母忽略的？"
- "你觉得她看到了你身上哪些你父母没发现的东西？"
- "你觉得她看重你身上哪些别人所忽视的东西？"

在回答这些问题的时候，杰西卡开始说出一些对自己很不一样的理解，包括一些积极的自我价值感。一开始她在说自己好处的时候总是怯怯的，很明显她对以这种方式谈论自己感到很新奇。随着我们对话的展开，她对自身价值的结论也越来越牢固。这就是重建杰西卡身份认同的第一步。

讨论了邻居对杰西卡的生活所做的贡献之后，我们开始反过来，看杰西卡对邻居生活的贡献。说到她这么一个可怜的小女孩对邻居的生活有什么贡献，她觉得这个想法让她十分吃惊。她一直认为与邻居的关系中，她是被动接受的，她觉得自己只是这段关系中的一个过客。杰西卡认为自己和邻居的关系是单方面的"施舍与接受"，这种理解根深蒂固，因此我需要提供一种外部的支撑，好让她看到自己对邻居的生活也可能是有所贡献的。这种外部的支撑是通过以下这些问题提供的：

- "你的邻居邀请你一起做她钟爱的编织和缝纫，你是接受了她的邀请，还是拒绝了呢？"

- "她邀请你的时候，你是和她一起做她非常感兴趣的事了呢，还是对此很排斥呢？"
- "在和她一起做缝纫和编织的时候，你是表达了对她所爱的东西的喜欢，还是表现得不喜欢呢？"
- "你猜猜你和邻居一起做编织和缝纫的时候，她会有什么感觉？"
- "你觉得你的这种尊重可能给她的生活带来什么不一样吗？你想过吗？"
- "你积极回应她的邀请，可能会让她的生活有什么不同呢？"

在回答这些问题的时候，杰西卡开始说出她对这位邻居生活的贡献。在整个过程中杰西卡感到有点儿高兴，她也出现了很多其他的强烈情绪。在我们这段对话中，有时候她会流泪，有时候又说不出话来。

杰西卡为邻居的贡献的这段探讨，为接下来鼓励她进一步反思提供了基础，这次要反思的是杰西卡的反应可能对邻居的身份认同带来什么触动。这种反思是通过提问来了解，这些贡献可能会让邻居觉得自己是个什么样的人；会对邻居的人生目标产生什么影响；这些贡献可能会如何强化并验证邻居所重视的人生目标和价值观，会如何丰富邻居对自己生活的理解。

- "你猜猜看，这些是如何影响你的邻居对她生活的感觉的？"
- "你觉得这会对邻居的生活目标产生什么影响？"
- "这有没有可能强化了她本来很重视的价值观？"
- "如果是这样的话，那么你觉得她的什么价值观被强化了？"

- "这对邻居在生活中珍视的东西可能会产生什么影响？"
- "你觉得认识你，与你之间的互动，会给她对自己的生活带来哪些不一样的理解？"

面对这一系列的问题，杰西卡受到了强烈的震动，在我们的这段对话中，她大部分时间都泪流满面。她可能给邻居的生活和身份认同带来这么大的贡献，这个想法对杰西卡来说太有冲击力了。因为她一直认为她和邻居的关系是单向的，这种关系的影响有可能是双向的这种想法，对杰西卡而言是非常震惊的："我一直觉得自己是别人的累赘。谁会想到作为一个7岁的小女孩，我还能有什么回报？但在我们谈话的时候，我感到有些奇怪的事情发生了。我不知道究竟是什么，但我想可能是因为我第一次对当时作为一个孩子的我，产生了尊重。"

几个月之后，在回顾我们治疗过程的时候，杰西卡觉得第一次治疗会谈是她生命的转折点。这次对话让她可以理解她生活中曾经被忽略的一些方面：现在她可以理解，她的很多生活方式是对那位邻居热爱生活的证明，可以说她很多的生活动力是对这位邻居对她的好的尊重。包括最近她开始去寻找那些童年被虐待过的妇女，去帮助她们。这次谈话是个转折点，之前非常消极的身份认同渐渐减弱，被代之以积极的自我认同。从那之后，杰西卡逐渐不再那么容易对自己的生活充满批判，不再陷入那种消极的自我评价中。

再说"你好"

无论我目睹多少次这种治疗对话中的神奇转折，在适当时候提出适当的问题所带来的这种转变，总能够让我惊讶不已。我为什么会在谈话中向杰西卡提这些问题呢？很大程度上是根据所谓的"回塑对话地图"。这个地图起源于我和那些经历丧失和哀伤的来访者的会谈，在此我简要回顾一下"回塑对话地图"的发展过程。

在1988年，我发表了一篇文章，题目是《再说你好：在哀伤疗愈中整合丧失的关系》。这篇文章介绍了当时我为被称为"哀伤反应过长"或者"病态哀悼"的来访者做咨询的情况。这些来访者多数经历过长期高强度的治疗，通常这些治疗思路认为，哀伤有一个"正常"的规范，因此治疗中会用到"告别"的隐喻，即把治疗目标设定为：接受所爱的人已经不在的现实，培养与所爱的人无关的新的生活目标与愿望。

我在最初几次与这些来访者做治疗时，就清楚地认识到，他们已经失去了太多。很明显他们失去的不仅仅是所爱的人，更是失去了他们自我感的一大部分，或者说，他们是失去了身份认同的一大部分。不需要过多提问，他们就会告诉我这些丧失的影响，会自然讲述到他们的空虚感、凄凉感、无价值感、绝望感……

而且，我清楚地意识到，在这种情况下，任何正常化模式的哀伤咨询——根据"告别"隐喻将哀伤过程划分为几个阶段——只能进一步把问题复杂化，这会增强他们的空虚感、凄凉感、无价值感和绝望感。将治疗目标设定为帮助来访者整合丧失的关系，似乎要比进一步鼓励他们放弃这种关系要更为恰当。我在治疗中运用"再说你好"的隐喻，正是基于这样的思考。

在"再说你好"隐喻的指导下，我提出一些问题，希望在这种情况下能够帮助来访者重建他们和所爱的人的关系。这类问题在处理空虚感、凄凉感、无价值感和绝望感的过程中效果出奇地好，因此我决定进一步探索这一隐喻。我希望更充分地理解这个过程，帮助我更有效地协助来访者和他们爱着的，但已去世的人重新建立连接，这种新的连接可以有效缓解来访者的情绪，这正是他们需要的。

在《再说你好》这篇文章中，我归纳了几种提问方法，它们对于整合丧失的关系、缓解来访者的哀伤情绪特别有效。我请杰西卡通过她邻居的眼睛来反观自己，了解她的身份认同时，用的就是这类问题——我请杰西卡思考邻居对她这么好说明邻居欣赏和重视她的哪些方面。

在这篇文章中，我还提出了一些问题，以鼓励来访者做出下述探索：

● 探索这些新的身份认同对她们日常生活实际发生的影响，以及其他可能的潜在影响。

● 思考这种对新身份认同的理解，是如何在她们的社会生活中被唤起和传播的，在这一步骤，可以通过邀请他者的方式，来探索其自我认同。

● 推测一下，这些影响会为她们的生活提供一个什么样的基础。

另外，这篇文章还讨论了来访者对他们所爱的人们的生活所做的贡献，探讨了这些贡献如何影响逝者对自己的评价和认同。这篇文章发表之后，我对治疗性访谈的这个方面有了更充分的认识。从我请杰西卡思考"她和邻居的关系，可能怎样影响邻居的自我评价，如何影响邻居对自己人生意义的看法"，"这种关系，如何证明/强化了邻居所在意的价值观"，以及"这种关系的出现，对邻居如何看待自己的生活有什么影响"的过程中，可以很明显地看到一些新进展。

回塑对话的益处与目的

经过对"再说你好"隐喻的进一步探索，并参考了文化人类学家芭芭拉·梅耶贺夫（Barbara Myerhoff，1982，1986）的研究，我开始把关注哀伤缓解的治疗性对话称为"回塑对话"。在第4章，我将对梅耶贺夫在洛杉矶威尼斯郡的一个老年犹太社区的实地工作略做介绍，在那里她提出了回塑（re-membering）的隐喻。梅耶贺夫（1982）发现，回塑对话在这些社区居民的身份认同的重塑工作中，有着非常重要的作用，在此，我简要说明一下：

为了说明这种特殊的回忆形式，可以借用回塑这个术语，即把注意力放在会员资格重组上，重组一个人生活故事中的各种角色，重新连接一个人以前的自我，以及个人生命故事中的重要他人。回塑，是一种有目的、意义重大的整合，和平常伴随其他活动偶尔出现的、一闪而过的画面和感受有着本质的区别。（p.111）

这个对回塑的定义，把一个人的生活或者身份认同比作一个协会或者俱乐部。这个"人生俱乐部"的会员是由这个人生活过程中的重要人物，以及这个人对当前生活的认同组成的，"人生俱乐部"对一个人如何建构自己的身份认同具有影响力。回塑对话为人们提供了一个机会，让他们可以修改自己"人生俱乐部"中的会员资格，为重构他们的身份认同提供了一个契机。梅耶贺夫（1982）归纳整理了促成回塑的一些社会机制：

经过恰当的回塑，个体的和集体的生活，都是可以被理解的。充分、丰盈的描述，可以看作一种分析方式。这个过程包括：发现团体所共享的、大家都重视的信念、象征等与特定的历史背景、时代背景间的联系。具体事件被看作团体价值核心的一个例子，被涵盖在更大的主题中，甚至等同于这个更大的主题。（p.111）

梅耶贺夫提到的"回塑"，有利于形成"多重声音的"身份认同，有助于建立一个人的存在感，让人感到"有序"、连贯。通过回塑，"生活可以延伸到过去，延展向未来"。（p.111）

回塑的概念为我提供了另外一个视角来看"再说你好"，我更充分地理解了为何这些对话可以在咨询中产生如此积极的效果。回塑的概念启发我进一步延伸这些对话，它们在我的工作中应用得更多、更普遍，不再局限在丧失和哀伤处理的治疗中。

我相信这些回塑实践在治疗中是普遍适用的，因为这些对话为来访者提供了一个机会，去质疑对他们的隔离——给来访者提供了一个机会，去质疑西方社会文化规范中普世的身份认同观念，那种"胶囊式"的自我，强调自我负责、自我接纳、自我依赖、自我实现以及自我推动等。这些当代西方社会文化所鼓励的孤立的、单一的身份认同，实际上为来访者所面对的问题提供了土壤。回塑对话提供了对治疗这些力量的机会。它们提供了身份形成的其他途径，来访者可以用另外的途径来了解他们的身份认同。

在治疗中，回塑对话可以：

● 唤起一种感觉："人生"就像一个由各种"会员"组成的俱乐部，"自我认同"就像生活"协会"，与"胶囊式"的自我认同形成鲜明的对比。这种回塑对话鼓励人重视别人对我们生活的影响，对我们自我认同的影响，形成自我认同的新观念。

● 有利于形成"多重声音的"自我认同，取代由孤立的自我构成的单一声音的自我认同。根据这种"多重声音的"自我认同，人们会发现自己的生活与他人有着共同的重要主题，自己的生活与他人的生活联系在了一起。这种自我认同，倾向于对个人在生活中的行为、对他人、对自己形成积极的结论，但不鼓励做个人英雄主义的结论。

● 让人有机会修订自己"人生俱乐部"里的会员资格，这大部分可以通过升级或者表彰某些成员来实现。在这个升级的过程中，某些声音对个人的自我认同的影响会被提高，进而达到降低其他声音的效果，还有可能会起到重新激活某些成员资格的效果。

● 丰盈地描述一个人新生成的自我认同，描述其在重要关系中重新生成的生活知识和技能。在回顾这些成员资格的过程中，可以对这些自我认同、生活的知识与技能的描述挖掘得更细致。这会让人感到对自己的生活十分了解，从而为他们提供一个基础，在这个基础上人们可以制订出如何继续生活的具体方案。

● 会为人提供一种对重要关系的双向理解。这种双向理解替代了个人自我认同的"被动接受"的观点，强调贡献的双向性，从而重新唤起一个人的主观能动性。

- 鼓励人们不是被动地回忆过去，而是有意识地重建与生命中重要人物的关系，重建与当前自我认同的关系。即便没有被直接意识到，这些重要人物和自我认同，对人们当前或将来的生活依旧有着深远的影响。

- 通常，回塑对话包含两种提问方式。

第一种提问方式如下：

■ 要求来访者重新描述生活中的重要人物对自己生活的贡献。

■ 让来访者站在重要人物的立场上，透过生命中重要人物的视角来评价自己，开启丰盈的描述（rich description）：这段关系反映了来访者是什么样的人？来访者的生活是什么样子的……

第二种提问方式如下：

■ 鼓励来访者重新描述他对这个生命中重要人物的生活做了什么贡献。

■ 鼓励来访者开启丰盈的描述：这段关系反映了生命中的重要人物是什么样的人？他/她的生活是什么样子的……

图3.1描绘了我与杰西卡做回塑对话的过程，在这个过程中运用了这两种提问方式。

在此我将再分享一个关于回塑对话的故事。通过这个故事，我想阐明一下开启回塑对话的语境及相关注意事项。杰西卡的故事中，在第一次咨询中便出现了一个引入回塑对话的机会，可咨询并不会总如此一帆风顺，

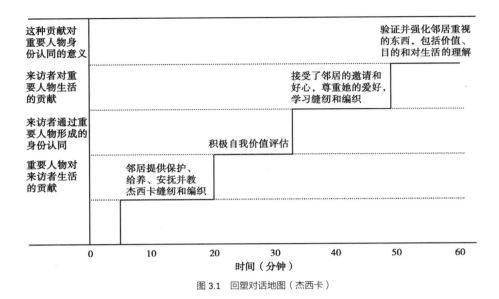

图 3.1 回塑对话地图（杰西卡）

有时候在开始回塑对话前，需要很仔细地作些准备。

托马斯

托马斯在来找我咨询之前，曾与咨询师切瑞尔（Cheryl）进行了为期5个月的咨询。他当初同意接受咨询，是因为收容所的人坚持让他这样做。做咨询是他们和托马斯收容合同的一部分——如果他同意接受咨询，收容所就会给他提供一个容身之处，他就不用流落街头。托马斯对见咨询师没兴趣，但他却默许了，因为他觉得自己最拿手的就是"不合作"，最善于让人对他的生活失去兴趣，尤其善于让咨询师失去兴趣。他本以为很快就会被咨询师抛弃，那样他就不用接受咨询，而且还不违背收容所的要求。

托马斯第一次咨询迟到了35分钟，看到切瑞尔竟然没有因此气急败坏，他感到有些奇怪。他跟她说 "为他咨询实实在在就是在浪费她的时间"，他说他"完全没有头绪"，生活在"混乱的情绪中"，"未来根本没什么指望"，他说自己不会在这个世界上太久了，她不会看到他能作出什么反应。虽然在他和切瑞尔的咨询中，刚开始的那段对话托马斯很熟悉，但在咨询的25分钟里，事情远远偏离了托马斯制订的计划。他让切瑞尔失望的努力似乎不怎么奏效，他隐约感到她"有点看透他了"。在这短暂的初次咨询快结束的时候，托马斯感到非常不平静。他感到失去了平衡，不知道该怎样继续执行原来的计划。离开切瑞尔的办公室的时候，他站在路边一动不动，不知道下一步该怎么走。

不久他成功地把这段经历从脑海里删除，开始重新认识自己的生活。一个星期之后，他突然发现自己又不平静了。第二次和切瑞尔咨询他提前到了，他本来想打电话请病假的。他现在感到迷糊了。他不知道自己是怎么来到咨询室的，他开始担心自己的心理状态了。情况越来越糟糕，他发现自己开始喜欢和切瑞尔谈话的感觉。在第二次咨询结束的时候，托马斯感到 "十分迷惑""地动山摇"，感到"有点晕""有点糊涂"，他不知道该怎么理解这种体验。

这次他更难把这种感觉从脑海里删除，他发现自己很期盼和切瑞尔的下次咨询。他继续来找她咨询。后来，切瑞尔因为家庭的原因，必须要搬家了。听到这个消息，托马斯非常绝望。他无法理解自己为什么会感到这么绝望，觉得自己肯定是疯了。他感到别无选择，必须跟切瑞尔说明自己在咨询中出现的这种绝望感，希望她能理解。他们讨论了这种感觉，切瑞尔本来就计划在搬家前转介托马斯找我咨询，因此，就建议他找我谈谈这个问题，托马斯同意了。

这就是我见到托马斯和切瑞尔的时候了解到的情况。为了帮助托马斯理解和切瑞尔咨询过程中的这种体验，我分别询问了他们两人在咨询过程中的体验。大约谈了20分钟之后，托马斯意识到一件很重要的事："就是认可。就是这个！这是我第一次感受到这种感觉。就是认可！就是切瑞尔对我的认可让我感到很迷惑！我以前从来没被认可过，我不知道怎么应对。我真的不知道该怎么应付。"

我问托马斯为什么这么在乎被认可的感觉。"你肯定知道！肯定那是只有人才会在意的东西。你不知道只有人才会希望得到认可吗？"托马斯回答道。我说我不是很确定自己是不是知道这一点，问他愿不愿意详细说明一下。但托马斯只是用"人性"来解释他与切瑞尔咨询中所涉及的内容。然后我问托马斯，切瑞尔对他的生活故事是怎么回应的，很快我听到了一些关于她如何"认可"的技巧。

托马斯用"人性"来解释自己受到切瑞尔"认可"后的反应。在当今时代，人们以这种方式提及"人性"并不奇怪（参见第2章）。在这种思维习惯下，人们往往用一种"自然而然""本就如此"的方式去理解自己的生活。尽管很多时候，这种理解非常美妙，这种理解在心理治疗的语境中也备受褒奖，但是这种解释，会让人忽略关系是有发展过程的，会让人忽略生命中重要的发展历程。因此自然主义的理解是很单薄的，会把我们的谈话带入到死胡同中。

为了给回塑对话作准备，避免进入这些死胡同，需要把谈话导向重要关系、导向人生这些重要的发展历程，这格外重要。比如，一个人可能会把"希望"理解为在过去创伤中活下来的原因，然后赋予其"自然主义"的地位——在令人绝望的苦难中保持希望是人性使然。这的确是个很美妙的观念，但这不利于发展来访者生命的丰盈故事。在治疗中，我们既要尊重这些观念，又要通过以下这些问题引导谈话方向，避免把对话导向这些观念：

- 你经历了那么多苦难，还保持着"希望"，你是怎么做到的？
- 你觉得，在那些苦难中，你是如何保持与"希望"的联系的？
- 在认识你的所有人里面，谁会觉得你能保持"希望"这一点都不奇怪？
- 你能否猜测下，这些人是因为看到了你的哪些方面，所以认为你可以做到这一点？
- 你能否想起一些可以证实这些"希望"的经历？
- 你是否能记得，你生命中有哪些经历，可以证明你对生活保持这种"希望"是合情合理的？

这类问题可以给来访者一种机会，可以用一种超越"自然主义"的方式去欣赏自己的生活，可以讲述丰盈的故事。此外，这些问题也为回塑对话提供了基础。当托马斯在以"自然主义"的方式理解他对切瑞尔所表达的"认可"所做的反应的时候，我引入了以下思考和问题：

- "切瑞尔表达对你的'认可'时，你在一定程度上可以意识到这一点吗？"

- "能否告诉我一些你生活中的经历，来帮助我理解，当她表达对你'认可'的时候，你是如何意识到的？"

- "你觉得为什么这种'认可'对你来说是熟悉的？是什么东西使得你可以辨认出这种'认可'？"

- "这种'认可'并没有被你屏蔽掉。你对它做出了反应。你允许这种'认可'打动你，你放到心里去了。我对此非常好奇，你是怎么知道该如何回应这种'认可'的？"

- "你可不可以告诉我一些你的生活经历，来帮我理解你是怎么知道该这样处理'认可'的？"

- "有没有什么你成长中的故事可以告诉我，帮我理解你为何会把这种'认可'放在心上，让它打动你？"

正是对这些问题以及类似问题的思考，使托马斯第一次提到了他的妈妈：

托马斯：你可能想了解一下我妈妈。别的咨询师都会这么做。我7岁的时候她自杀了。对这件事我记不得多少，我只知道当时我在家，我记得当时，我在家里到处找她。我在浴池里面发现了她，她一动不动，当时一切都变得模糊了。我记得的第二件事，是我在往某个地方跑，不断摔倒。我再也没见到过她，后来别人就不大提她了。别人只是告诉我，说她自杀了。我最初理解不了，后来我知道她割断了自己手腕上的动脉。我还知道她曾经让我叔叔把我带走，但是我叔叔喝多了，昏倒在草坪上，没有实现妈妈的愿望。那件事之后有一段时间我和阿姨、叔叔住在一起。这个阿姨是我妈妈的表亲，在她家的日子是很惨的。后来我实在受不了了，14岁的时候就离家出走了。然后我在其他一些寄养家庭住过，但都待不久。唉，我不想说这些，我告诉你只是因为我知道咨询师都对这些感兴趣。

迈克尔：你不想说这些？

托马斯：我都说够了。对所有这些我都说够了。

迈克尔：哦，你究竟说什么都说够了呢？

托马斯：对这些事情是怎么导致我的问题的。你知道的。

迈克尔：我不是很确信我知道。

托马斯：你知道。关于我的问题，还有我吸毒，都和我的愤怒有关。你知道的，就是我的愤怒让我背叛了我自己。

迈克尔：愤怒？

托马斯：你知道的。对我妈妈的死，我因为妈妈这么抛弃我而愤怒，因为她对我所做的一切愤怒。反正我做所有事情都是为了摆脱这件事。我想让这事过去。

迈克尔：这些对你生活的解释，是让你的妈妈感到荣耀，还是蒙羞？

托马斯：什么？

迈克尔：你觉得这些理解对你妈妈的生活是好的，还是不好的？对你和她的关系是好的还是坏的？

托马斯：什么？我觉得我不……啊？！

迈克尔：别着急。

托马斯：我没想过。可我觉得这些想法好像把她放在一个不太好的境地。是的。

迈克尔：那你说是好是坏呢？

托马斯：啊，如果非那么说，我看得说不好。

迈克尔：我不想说任何对你妈妈不好的话，不想说任何对你们的关系不好的话。我不想鼓励你因为任何原因对她发怒。

托马斯：你不想！好，好……

迈克尔：但是我希望你能允许我问你几个关于她的问题，问几个关于你小时候的事情的问题。之所以这么做，是因为我在问你关于"认可"的熟悉感的时候，你提到了妈妈，我感到你和她的关系中还有很多故事。

托马斯：（看上去有些诧异）好吧。

迈克尔：我对你和妈妈在她自杀之前的关系的记忆更感兴趣。

托马斯：自杀之前的记忆？你看，我真的想回答你的问题，可是坦白说，我对那段时间没有任何清晰的记忆。

迈克尔：好。那有模糊的记忆吗？

托马斯：没有，也没有。模糊的记忆也没有。

我们接着又谈了一会儿，还是没有办法让托马斯回忆起和妈妈早年的记忆，所以也找不到他对"认可"的熟悉感的原因。但是对于建立一个有利于托马斯回忆的环境，我倒有一些想法。

托马斯来咨询的八个月之前，曾有一位母亲来做咨询，她的名字叫朱丽叶，她有三个孩子。朱丽叶企图自杀，被发现后送往医院，辗转来到我的咨询室。朱丽叶和托马斯的妈妈都是单亲妈妈，情况有可能相似。她们日子过得很苦，朱丽叶无法忍受，走上绝路，因为她认为自己妨碍了孩子的成长，也有可能会毁了他们的生活。她非常痛苦，非常希望孩子们能比自己小时候过得好一点。于是她做了一个决定，通过自杀让孩子们不必跟着她受苦，因为她死后，她姐姐就会照顾他们，他们的生活就会好一点。

很明显，我们第一次面询时朱丽叶认为自杀是出于对孩子们的爱，自杀是爱的表现。后来有几次咨询，朱丽叶以及她的三个孩子，给我留下了非常深的印象。对孩子们来说，明白了妈妈自杀的来龙去脉，似乎让他们产生了对世界完全不同的认识。在最后一次咨询的时候，我问他们愿不愿意做外部见证人（outsider-witness），他们答应了。也就是说，将来如果有人有需要，他们愿意和我的来访者分享他们的经历。

第一次咨询之后，我跟托马斯说了我的想法，告诉他接下来的咨询我们可以怎么做。我告诉他有一个人叫朱丽叶，她和他妈妈一样曾经试图自杀，没有成功。我告诉他，如果他觉得请朱丽叶来谈谈有帮助的话，我可以请她参加一两次我们的咨询。

迈克尔：朱丽叶当然不能代表你的妈妈，没人能代表你妈妈说话。但如果我们的对话让朱丽叶在一边旁听，然后我再问她对你故事的一些看法，我想她有可能会听到一些我听不到的东西，甚至有可能听到你自己都听不到的东西。然后我会再问你对朱丽叶的想法怎么理解。当然，我们可以不这么做，也可以继续咨询下去。你觉得如何？

托马斯：嗯……我不知道……我没想过。不过，没什么不好。反正你也知道，我没什么办法。

当天下午，我给朱丽叶打电话，跟她讲我现在遇到一个男孩，他过得很苦，很小的时候就没有妈妈了，问她愿不愿意参加我们的咨询。她二话没说就答应了：她十分愿意参加。三天之后朱丽叶给我来了个电话，以下是记录：

朱丽叶：我跟孩子们说了，告诉他们我要参加你和托马斯下次的咨询。他们都说也想来。克莱格说他应该和我一块儿来。我可以带上他们吗？

迈克尔：我倒是没问题，可是讨论的话题比较沉重。我不知道对孩子们是不是好……

朱丽叶：我的孩子们从我的事情中学到了不少东西，我们之间无话不谈，这对我们来说都很重要。另外，我跟他们讲了你告诉我的托马斯的事情，她们都很难过，想帮帮托马斯。

迈克尔：好吧，我给托马斯打个电话问问他，尽快给你答复。

我打电话给托马斯，问他是否同意让这些孩子参加。他说："这可不是我打算做的，听上去有点儿疯狂。但是我既然已经开始了，反正我也没什么可失去的了，不是吗？"

不久之后我和托马斯、朱丽叶以及三个孩子见面了。三个孩子分别是克莱格（13岁），罗伯特（9岁）和科瑞达（6岁）。我们先讨论了这次咨询的设置。我的计划：先让托马斯说说他的故事，朱丽叶和三个孩子当听众；然后询问朱丽叶、克莱格、罗伯特以及科瑞达，问问他们从托马斯的故事中听到了什么，这时要求托马斯仔细听他们的话；最后我会询问托马斯，从他们的话中听到了什么，当托马斯说他的想法时，朱丽叶和孩子们再次作为听众，倾听托马斯的看法。大家均表示没有意见。

咨询一开始先重现我和托马斯的第一次谈话。然后他坐在旁边，我来问朱丽叶和孩子们都听到了什么。这段话让每个人都感到自己很有力量。

迈克尔：（跟所有的人打招呼，但把目光落在朱丽叶身上，担心对孩子有负担）让我们从你们最在乎的地方开始。在托马斯的故事中你们觉得什么内容你们印象最为深刻？你们注意到哪些要跟他分享的内容？

克莱格：我注意到一件事，他说妈妈让叔叔把他带走，可能是妈妈不希望他看到她自杀的样子。

罗伯特：是的。

科瑞达：我也同意。

迈克尔：这件事怎么……

克莱格：还有，托马斯在我们面前似乎不难过。

罗伯特：确实是。也许哭得太多了，眼泪都哭干了。

科瑞达：我同意。

迈克尔：克莱格，你说托马斯的妈妈不想让他看到。你觉得这意味着她妈妈如何？你觉得这意味着她妈妈对他如何？

克莱格：我想想……有可能妈妈真的很在乎他。嗯，很可能她真的很在乎他。罗伯特，你说呢？

罗伯特：我也这么看。毫无疑问，她很在乎他。

迈克尔：科瑞达，你说呢？

科瑞达：我妈妈很爱我，还有……嗯，托马斯的妈妈也很爱他。对，他妈妈也很爱他。我觉得很伤心。嗯，托马斯一定也很伤心。

克莱格：我觉得科瑞达说得对。

迈克尔：朱丽叶，你呢？

朱丽叶：（热泪盈眶）如果你允许的话，我只想坐在这里，听孩子们说出他们想说的话。

迈克尔：当然可以，可以。克莱格，你知道你为什么这么想吗？

克莱格：什么意思？

迈克尔：听了托马斯的故事，你认为他妈妈真的很在乎他，你也认为科瑞达说得很对，她真的很爱托马斯。你是不是听到了什么，让你想起了往事？给你的心灵带来一些触动？

克莱格：有啊，我有。（热泪盈眶）就是这样的。

迈克尔：你是不是想对我们说点什么呢？或者什么都不想说？

克莱格：我想。托马斯的事我大概了解了。我们的情况不一样，真的很不一样，有一些情况可能以前一样。我们的妈妈也差点就没了，我们当时觉得她不要我们了。实际上不是，不是那么回事，妈妈你说是吗？

朱丽叶：克莱格，绝不是那么回事，因为……

克莱格：我们后来知道她以为我们过得不好是因为她，以为她是这一切的罪魁祸首。她觉得她死了我们会过得好点。是不是啊？（看着罗伯特和科瑞达）

科瑞达：是的，我们知道了。

罗伯特：是啊，一开始真的非常难受。谁都很难受，非常难受。

科瑞达一直在哭，谁也拿她没办法，她一刻也离不开我们俩。后来我们都知道妈妈没事了，我回去上学了，老师还让科瑞达和我一起在教室里。感觉不错吧，科瑞达？

科瑞达：（眼含热泪）是啊，是罗伯特照顾我。

朱丽叶：我想说几句话。我当时真的很难受。我把一些重要的事情弄得一团糟。我心情非常低落，感到我正在把自己珍视的东西都毁掉。作为一个母亲我很可悲，的确如此。克莱格说得对，我当时就是觉得我死了孩子们会过得好一点。现在我当然知道这个想法很疯狂，但当时就是这么想的。

迈克尔：你是不是想说你自杀实际上是爱的表现？

朱丽叶：是的。听起来可能很奇怪，可是实际上就是这样的。

迈克尔：现在可否请你们往后坐一坐，我来问问托马斯他听到些什么。但是在此之前，我想问问你们来这里帮我们的忙，你们有什么感觉？

朱丽叶：对我的意义很大。我并不了解托马斯的妈妈，可还是感到和她有些内在的联系。我一直觉得她可能也面对某些困难。我知道她不完美，我对孩子所做的也不完美。但作为母亲，我还是有可能理解她放弃自己儿子时的感觉。我很同情他们，包括托马斯的妈妈和托马斯。

迈克尔：这件事给你带来什么感觉？

朱丽叶：（泪如雨下）非常伤心。我也感觉到了母爱的力量。我现在能感到自己对三个孩子的爱的力量。他们今天的表现让我很骄傲。我不知道托马斯从这件事中得到些什么。

迈克尔：你们仨有什么感觉？

罗伯特：我觉得很高兴能来。

科瑞达：我也很高兴。克莱格，你高兴吗？

克莱格：我们的经历很复杂。如果别人了解我们的经历，能够获得帮助，实在是非常好的事情。妈妈跟我们说过，很多人都很伤心，其实他们也可以不那么伤心的。作为孩子，我们觉得这么做很好，对不对啊？

罗伯特：对。

科瑞达：是的。

迈克尔：好的，谢谢你们今天所做的一切。现在我们来看看托马斯从今天的谈话中听到了什么。

听到朱丽叶、克莱格、罗伯特和科瑞达在回塑中讲述那些感人的地方，托马斯流泪了。我请托马斯为自己流泪的行为进行说明，跟我们说说听他们讲的时候的心情。托马斯情绪激动，没办法说话。我问他是不是需要暂停一下，他点头同意。他到院子里抽烟，朱丽叶和孩子们到厨房吃零食。十五分钟之后，我们继续。这个时候托马斯的情绪依然很激动，但可以说话了。

托马斯：我……我听到这些，感到没有心理准备。

迈克尔：听到什么没有心理准备呢？

托马斯：就是克莱格、罗伯特、科瑞达以及朱丽叶对我故事的回应。以前我都觉得是我倒霉，这是我的命。而且说实话，我起初是怀着应付心理的。现在方向变了，完全转为另外一个方向了。

迈克尔：克莱格、罗伯特、科瑞达和朱丽叶的哪一部分回应带来了这种转变呢？

托马斯：所有的回应，全部。从克莱格提起妈妈在乎我的这个话题开始，罗伯特和科瑞达说的话也是。科瑞达说妈妈是爱我的，我很受触动。我现在不能回想科瑞达说的话，否则又说不出话来了。还有朱丽叶，她说她同情我失去妈妈。我不知道为什么影响这么大，可是确实有那么大。真是影响很大的力量，呜……又来了。（泪流满面）

迈克尔：当你听到这些的时候，心里面有没有回忆起什么事？有没有浮现出什么画面？是否明白了什么？无论是什么。比如你妈妈的事，或者你们的关系，或者你对她的意义。

托马斯：嗯，应该有的，应该有。我得好好整理一下，很多想法冒出来，很乱。对我来说，要找一件具体的事很难，都是乱糟糟的一闪而过的想法。

迈克尔：一闪而过？

托马斯：这可能是最合适的词。就好像我的经历在脑海里一闪而过。我想不起别的来。

迈克尔：你知道为什么朱丽叶、克莱格、罗伯特和科瑞达所说的话会给你带来那么大的触动吗？那种触动究竟是什么呢？

托马斯：我想不起来。我不知道朱丽叶和她的孩子们说的关于我妈妈的话对不对，不过其中有些应该是对的，因为会给我带来影响。哎呀！我以前从来没有过这种体验，不是我夸张，真的没有过。

迈克尔：我们的咨询快结束了。这次咨询有没有什么进展呢？你现在处于一个什么状态呢？

托马斯：你具体指什么？

迈克尔：有时候人的生活就像旅行，会到达一个想都没想过的地方。你现在感觉自己站在……

托马斯：我明白了。这次咨询给我的生活带来了一些转折，我的生活本来就很不稳定。我不确定，但这次转折应该很重要。

朱丽叶和孩子们又参加了一次我们的咨询。在这次咨询中，托马斯回忆起了一些关于母亲的模模糊糊的往事，以前他从来没想起来过。其中有一段，大概是妈妈自杀前一年的事，他记得妈妈有一段时间不在，模模糊糊地好像是住院了，至于为什么住院不清楚。有一次他和妈妈从购物中心回家，在回家的路上，他们碰到一条死狗——他觉得是一种小猎犬（Terrier）——被车撞死的。他觉得妈妈说过这样一句话："这里的孩子们看到的不幸已经够多了。"然后她把小狗放在怀里，把它带到废弃的楼旁边，让托马斯在地上挖了个洞，把小狗埋了。他不记得妈妈当时说了些什么，但记得妈妈"为小狗做的送别仪式"——遗体告别仪式。回家的路上，妈妈拉着托马斯的手。他们没有直接回家，而是在下水道旁边坐了下来，妈妈流着眼泪看着托马斯。过了一会儿，托马斯问妈妈几点了，并试着安慰她，妈妈没回答。

这段记忆为进一步的回塑对话提供了基础，这段回塑对话就是以之前提到的两种问法为指导的。在开始之前，我问了几个一般性的问题，为回塑对话的开启做准备。

迈克尔：托马斯，你还记得妈妈当时说"这里的孩子们看到的不幸已经够多了"？

托马斯：是的，大概是这么说的。

迈克尔：然后你们就一块儿埋了那条小狗。你觉得这件事意味着妈妈对孩子们的生活有什么看法？

托马斯：哦，她大概觉得很多孩子过得都不好，她为此伤心。她可能觉得孩子很重要。对，她一定是很在乎孩子的。

迈克尔：你还记得她为小狗做告别仪式，向它的遗体告别。

托马斯：没错，是这样的。

迈克尔：那么你觉得这个举动是否显示了她对生活的态度？

托马斯：我想应该是吧。肯定是。可是我不是很理解。也许表示她对每个生命的独特价值都是尊重的，尊重某种价值，我不是很确定怎么说更准确，我再想想。

在后面的回塑对话中，我继续提了一些问题，来探讨托马斯的妈妈对他生活的贡献。

迈克尔：妈妈让你和她一起做这个仪式，可能大部分母亲都不会这么做。

托马斯：嗯，我记得是我们一起做的。

迈克尔：你觉得参与这件事对一个小孩儿来说意味着什么？

托马斯：什么意思？再说一遍好吗？

迈克尔：你觉得妈妈让你和她一起做这个仪式，对你的生活会有什么影响吗？

　　托马斯：嗯……我只能猜了，一定会让我感到一些温情，感到自己有些重要。可能让我觉得我长大了，能应付这种事了，我也有点用。

　　迈克尔：你说妈妈在做那个仪式的过程中一直拉着你的手？

　　托马斯：是啊，我敢肯定。

　　迈克尔：你认为这一点对当时的你会有什么影响呢？

　　托马斯：（泪流满面）现在我脑海里浮现出的感觉，可能是我当时在内心深处感到自己还是活着的。现在我只能这么说，也许过一会儿我会找到别的说法。

　　我接下来又提了一些问题，让托马斯通过妈妈的视角来看他的自我认同。

　　迈克尔：你参与了这个仪式，别的小孩实际上不一定会参与，你怎么看呢？

　　托马斯：我不知道。

　　迈克尔：噢，你参与这个仪式是不是出于对妈妈的尊重呢？

　　托马斯：我当时那么小，能算个人吗？也有可能。你知道，在这种事上我还真是可靠的。我内心有坚强的一面。

　　迈克尔：有坚强的一面？

　　托马斯：对啊。我觉得我不需要避讳这种事。可是我现在不清晰，我再琢磨一下。

迈克尔：哎，我可以再问一个问题吗？

托马斯：当然可以了，你问就是了，我知无不言。

迈克尔：妈妈和你这次有身体接触，你怎么看？你觉得这有没有可能表示她喜欢你、重视你？

托马斯：你是说她会觉得和我在一块儿很高兴么？嗯，实际上我很好相处的，小时候我也是她很好的伙伴，因为……也许是因为我虽然年纪不大，却能理解她在做什么。

迈克尔：埋了小狗，你们坐在下水道旁边，妈妈流着眼泪看着你。你觉得在她的眼里，能看到你的什么特点？

托马斯：（泪流满面）不知道。是不是看到我灵魂的一面？（哽咽无言，示意暂停。）

迈克尔：（稍事休息之后）你的很多话，让我越来越感到你妈妈一定是很喜欢你的。我们先退回来一点儿，我再问几个问题，看看妈妈对你生活的贡献。因为搞清楚这一点，有利于我们弄明白妈妈是怎么评价你的。

托马斯：好吧。你问吧。

然后我又问了几个问题，帮助托马斯重新叙述他对妈妈生活的贡献。

迈克尔：妈妈对这件事的态度很开放，你也没有回避，你参加了小狗的葬礼。

托马斯：是啊，没错。

迈克尔：你觉得妈妈对你和她一起做这件事有什么看法呢？

托马斯：这个问题不好回答。嗯，大概我会让她有点儿安全感。感觉她不是一个人，有点像……我不知道怎么说更准确，我找个词。

迈克尔：我们有的是时间。

托马斯：哎呀！怎么说呢？应该是……并肩作战。对了，就是并肩作战的感觉。

迈克尔：并肩作战？

托马斯：是的！我们都关心别人不关心的事情，我可能给她一种并肩作战的感觉。

迈克尔：那你觉得，当时她拉着你那么个小男孩的手，会有什么感觉呢？

托马斯：（泪流满面）大概是一种温暖的感觉吧！

迈克尔：一种温暖的感觉？你为她的生命带来一种温暖的感觉，是吗？

托马斯：我觉得，大概……可能……是吧。

迈克尔：还有没有别的想法，你参与了这件事情对妈妈还有其他影响吗？

托马斯：噢，可以的话，这个问题能不能先放一放，我自己坐一会儿，想想刚才弄明白的事情。

迈克尔：没问题，没问题。

最后这段的问话，在鼓励托马斯做进一步的丰富描述这段关系对妈妈的自我认同会有什么影响，对妈妈如何看待她的生活有什么影响。

迈克尔：你参加了小狗的葬礼，你认为这件事对妈妈所在乎的生活理念有什么影响呢？对她的信念和她所重视的事情，有没有什么强化的作用？还是你觉得这件事和她的价值观没什么关系？

托马斯：不是没关系的。我觉得这件事对她所重视的事情会有些强化作用。

迈克尔：强化她重视的事情？

托马斯：我是在推测她的看法。你知道，我都……

迈克尔：我理解……

托马斯：嗯，我一直不了解，有些事情是我妈妈所热衷的，这很重要。

迈克尔：你的参与支持了这一点？或者你会用其他的词来表达。验证？确定？还是说查明了这一点……

托马斯：是的，可能都对。

迈克尔：你妈妈跟小狗做遗体告别，她握着儿子的小手。你觉得这对她作为一个母亲来说，会有什么影响呢？

托马斯：我不知道，我觉得可能是"骄傲"，我也不知道……

经过几次咨询，我们反复讨论这些问题，还讨论了些别的类似的问题。通过这个过程，托马斯更确定，那种"认可"来自他和母亲的关系。他开始越来越清晰地认识到，他和妈妈的关系对彼此生活的影响。这对托马斯关于其自身价值的结论产生了深刻的积极影响。他觉得自己在六岁的时候就可以为妈妈的生活做点贡献很了不起，这激发了他的主观能动性。他开始重新定义自己，不再把自己看作生活压力的牺牲品。

通过回塑对话，托马斯渐渐感到和自己的价值观、目标重新建立了联系，这种回塑对话让他重拾这些目标和价值。通过对他的原家庭做进一步的反思，这种关系更加明确。从而，他感到在自己的生命中有妈妈的影子，而且这一点能够持续。有了这种感觉，他就不再那么空虚和孤立，不再感到那么无用和绝望，这些感觉会让他意识到自己的生命还有着很多其他的可能性。过了一段时间之后，他出现了新的变化，开始向着这些可能性迈步。此外，他找到一个阿姨（他妈妈的小堂妹），这位阿姨和托马斯的妈妈小时候关系很要好。托马斯和这位阿姨的交往让他感到很愉快，后来这位阿姨收养了托马斯。

图3.2是我和托马斯做回塑对话过程的地图。

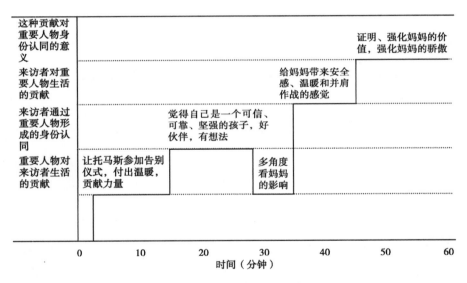

图 3.2　回塑对话地图（托马斯）

总 结

本章介绍了回塑对话的几个概念。当代西方文化中普遍存在独立的自我认同概念，这种观念的力量非常强大，而回塑对话刚好可以对治这个问题。回塑对话把人生视为一个由各种会员组成的俱乐部，通过特定的方法，让人认识到，自我认同是受个体生命中的重要人物影响塑造而成的。在心理治疗情境中，回塑对话为自我认同的重建提供了其他的可能性。

在重现我和杰西卡、托马斯、朱丽叶及其孩子之间的咨询对话时，我尽量用简明的语言，阐明提问方式和回塑对话地图之间的关系。此外，回塑对话有时候需要做预先的准备工作。有时，只有慎重准备，来访者才能和过去与现在生命中的重要人物重新建立联系。

从事咨询工作多年，我接待过遭遇各种困难的来访者，回塑对话为我带来了各种各样的触动。比如说，我会在咨询中反思我的经历和哪些重要人物之间有联系，他们对我的生活和工作有什么影响。我和家人、朋友之间的对话也会变得更为丰富，我也可以重新塑造和生命中各个成员之间的关系。每次做回塑对话的工作，我都能发现，来访者会给我的工作带来贡献。当然，我也会在咨询工作中看到自己的重要作用。毫无疑问，这种工作还将继续进行下去。

4
界定仪式

在治疗中使用界定仪式（definitional ceremonies）可以更好地丰富来访者的人生故事。界定仪式认可来访者的生活故事，并对故事进行重述。这一点与当代文化中的常见做法形成了鲜明的对比，因为后者通常通过一些仪式对来访者的生活进行评判，认为来访者的生活是有问题的。这些仪式往往用社会建构的常模来衡量来访者的生活。来访者被视为不正常、有缺陷、有障碍的话，通常会让来访者觉得自己一无是处。界定仪式让来访者获得一个新的选择机会，他们有权利选择自己的外部见证人，然后在精心挑选出的外部见证人（outsider witnesses）面前讲述、呈现自己的生活故事。这些见证人会根据某种特定的方式进行回应，认可、重述来访者的故事。

外部见证不是平常那种优点反馈（肯定、指出正面的内容、祝贺等方式），也不是根据专业的评估标准进行评估。外部见证人的任务也不是提供建议、做出结论、给予评判或讲道德故事。他们的任务是讲来访者的故事中哪些对自己有吸引力，哪些故事让自己联想到新的内容，外部见证人和这些故事相关的个人经验是什么，以及听了这些故事之后，自己的生活会有什么变化。

外部见证人的重述，是对来访者生活价值的强烈共鸣和高度认可。此外，通过重述来访者的生活故事，外部见证人参与来访者的生活，他们与来访者有着共同的价值观、共同的生活主题，或者是类似的生活经历，这些都更好地丰富发展着来访者期望的生活故事。

艾莉森、菲昂娜、路易斯与杰克

在一个星期五的下午，在咨询间隙，我的接待助理问我能不能接个电话。有个年轻的女士说她就和我说几句话。我接了电话。我们的对话内容如下：

艾莉森：你好！迈克尔！我是艾莉森！你还记得我吗？以前我和妈妈还有爸爸去您那咨询过。实际上那是很久以前的事了。

迈克尔：艾莉森，你贵姓啊？

艾莉森：约翰逊，我叫约翰逊·艾莉森，我来看你的时候大约是在……

迈克尔：大概十年前？

艾莉森：是啊。实际上是12年前了，我15岁的时候。我现在27岁了。

迈克尔：你还有个哥哥比你大好几岁，学的体育。

艾莉森：是啊。你说对了。你真的记得我！

迈克尔：嗯，艾莉森，过了这么多年，能听到你的消息真好，已经12年了呢。

艾莉森：是啊！我这段时间一直想给您打个电话，想了解一下您的情况，也想告诉您我一切都好。

迈克尔：亨利塔怎么样啊？（那是我在做咨询时用的布偶，有12年没见了。有时候我在做咨询的时候会拿个玩偶给来访者，这些布偶也有自己独特的生活经验、性格、对生活的感受和价值观以及解决问题的技巧。来访者们都非常认同这些。在来访者努力处理自己面对的问题时，布偶会给予来访者鼓励，这会让来访者感觉有人在和他并肩作战。）

艾莉森：其实我给您打电话就是为了亨利塔。以前我和亨利塔经历了各种生活的不幸，成为彼此的见证。我感到很依赖她，但我不能总那样依赖，那么做有点自私。其实，最重要的原因是我猜测可能还有别的孩子也会需要她。你知道，像我这样的孩子如果能和她在一块儿，会非常有帮助。我知道她对我有多重要，所以我想，应该把她还给您，让她和您一起帮助别的孩子。

迈克尔：听起来你应该有了一个很大的进步。

艾莉森：没错。我知道自己还是有点舍不得，会有点难过，但我觉得还给您是对的。

迈克尔：好，那么我们来做一个移交仪式好不好？我们为你的这个奉献精神庆祝一下，你意下如何？

艾莉森：太棒了！我们可以一边喝咖啡一边举行这个仪式吗？

迈克尔：我看不错。

艾莉森想在当地的一间咖啡厅举行移交仪式。再次见面对我来说也是一件很好的事，我可以了解她12年来的成长经历。能够再次见到亨利塔也很好，她们在这段时间里面互相扮演了对方生活中的重要人物。艾莉森允许我记录她们并肩作战的过程。在谈话最后，我问艾莉森愿不愿意在我的记录本上签名，她很高兴这么做，并且留下了自己的电话号码。我告诉她这些会成为亨利塔档案资料中的新内容。艾莉森说在我后面做心理治疗的时候，不管把亨利塔转给谁，她都乐于接听那人的电话，能和别人分享她和亨利塔的故事，她会觉得很开心。

　　在这个过程中，我想到我还没有把艾莉森列入"外部见证人"的名单。在这份名单上的是那些自愿参加我咨询工作的人的名字，以及他们的详细联系方式。我就借这个机会向艾莉森介绍了"外部见证人"的工作角色，并且询问她是否愿意签名参加。艾莉森立刻提醒我，在我们12年前的一次咨询中，就有两个外部见证人。她记得当时很有帮助，并表示她非常乐意通过这种方式去帮助别人。

　　大约5个星期之后，路易斯、杰克和他们的女儿菲昂娜来找我咨询。菲昂娜16岁，她的神经性厌食症折腾了她15个月的时间，让她两度入院。在某些方面，菲昂娜会让我想起艾莉森。在我们第一次咨询的过程中，我发现一个把亨利塔介绍给菲昂娜的机会。我还把亨利塔的档案材料借给了菲昂娜，并提到了艾莉森最近添加上的资料。同时，我告诉菲昂娜，艾莉森会很愿意和她分享与亨利塔之间的故事，如果她感兴趣的话可以给她打电话。

　　在第二次和这个家庭做咨询的时候，我了解到菲昂娜给艾莉森打了电话，这一点很有帮助。菲昂娜对艾莉森有很多感触，尤其是觉得她特别能理解自己。作为对她的回应，我提到可以邀请艾莉森参加我们的咨询，我详细介绍了如果艾莉森参加的话，会扮演一个什么样的角色：首先艾莉森会做一个听众，我和菲昂娜及她父母进行对话；然后她们一家做听众，听我问艾莉森从他们的故事中听到了什么；然后艾莉森再度成为听众，菲昂娜和她父母来跟我谈他们从艾莉森的复述中听到了什么。我解释了，根据我的经验，这样组织咨询会促进积极的转变，如果菲昂娜和她父母愿意这么做，我希望他们告诉我，在和艾莉森交谈的时候最好能问哪些问题，哪些问题最好别问。菲昂娜对这个想法很有兴趣，她父母也表示支持。

艾莉森参加了我们的第四次咨询。我和菲昂娜及其家人交谈的时候，艾莉森做听众，我们谈的主要内容是"厌食症"对家庭成员的关系和生活的干预和影响，以及他们对这一点的感受，他们生活中哪些方面逃脱了"厌食症"的影响，哪些做法在挑战"厌食症"的控制。艾莉森在这段谈话过程中是"外部见证人"——这是我借用芭芭拉·梅耶贺夫（Barbara Myerhoff，1982，1986）的术语。艾莉森在这段对话中不主动参与，而是在外部作见证。

咨询到一定阶段，双方的角色互换，我询问艾莉森听到了什么，这个时候请菲昂娜和她父母做听众。艾莉森对她所听到的故事进行复述，这对菲昂娜和她父母的生活产生了相当大的影响。在第三个阶段，角色再次互换，我询问菲昂娜和她父母从艾莉森的复述中听到了什么。

以下这段记录是我们在第二阶段的内容，是艾莉森对菲昂娜和她父母的故事所做的回应。当时，艾莉森的回应是通过我的提问组织起来的：

迈克尔：艾莉森，你现在可以开始谈谈你听到的故事中哪些内容最吸引你吗？

艾莉森：我觉得菲昂娜和她父母是最令人震惊的……

麦　克：艾莉森，我们可否先说说哪些内容最吸引你的注意力，然后我们再谈你的反馈？

艾莉森：好，好，有不少东西。菲昂娜说"完美"当时是那么强大，占据了她的生活，现在她对"完美"的所有期待都越来越敏感，她和妈妈讨论这些东西的方式，以及现在她也能和其他人这样讨论等。她说当她因这些"期待"而难受的时候，就会大声把它们说出来。有人说这是在"揭露厌食症"，她就是这么做的。我想对菲昂娜来说，让别人知道这些事儿并不容易。菲昂娜完全可以向"厌食症"低头，如果她这么做就没人管她了，这样"厌食症"从她那里夺走她的生活，就会很容易。

迈克尔：你听到了这些，还有其他的吗？你说"有不少东西"。

艾莉森：是的。菲昂娜会把这些"期待"大声说出来。但她还说，情况很糟糕的时候，妈妈曾经问她"厌食症"对她说了什么。菲昂娜并不是每次都回答，但是她妈妈给她提供了这么一个说出来的机会。此外，在菲昂娜不回答的情况下，她妈妈甚至会猜到这是因为"厌食症"占了上风。还有，就是妈妈告诉菲昂娜自己也在承受着这些"期待"，她总是听到脑海里面一个弱弱的声音问自己："你是个好太太吗？"或者"你应该为了孩子待在这。"或者"你还没打扫卫生。"或者"你看起来太这样或者太那样"。我知道，妈妈的感觉很不好，好像她应该为菲昂娜的事情负责任。她觉得是她给菲昂娜带来了痛苦，不过她没有让这种感觉阻碍她和菲昂娜的关系。

迈克尔：好。还有没有什么内容……

艾莉森：我还有一件事，是关于菲昂娜的爸爸。

迈克尔：好。

艾莉森：他说他听了菲昂娜和妈妈这样的交流，学到了一些东西。因此，他是感兴趣的。他对她们谈的内容也是开放的。

迈克尔：谢谢你，艾莉森。我了解你注意到什么了。你在听这些内容的时候，心里呈现出什么？

艾莉森：我心里呈现出什么？

迈克尔：听到的这些谈话，让你怎么看待他们？这些内容让你对他们有什么印象？

艾莉森：呃，我脑海里实际上出现的是一场风暴。菲昂娜和妈妈引发了一场巨大的风暴，非常大，就像飓风。我想之所以我想到这一点，可能是因为昨天晚上我看新闻说飓风离开了达尔文市。在菲昂娜和她妈妈那里，飓风是由所有这些她们应该怎么样、不该怎么样的"期待"组成的。我感到这种飓风就像把树吹得东倒西歪一样，正把她们的生活吹得东倒西歪，把她们的生活弯得太厉害了，都快躺到地面了，但是她们并没有被折断。她们互相支持，来缓解这种力量，经历数次反弹，她们重新站立回来。

迈克尔：这是非常有力的画面。

艾莉森：是的。她爸爸也在场。但是以一种不同的方式存在。如果让我来想的话，他试图在这场飓风中找到一种最好的弯折方式，以便每个人都可以平安度过。

迈克尔：杰克的哪些话让你这么认为呢？

艾莉森：就是在他说他听了菲昂娜和妈妈的交流，学到了一些东西的时候，就是听到她们娘俩说"撕破'厌食症的伪装'的时候"。他对自己听到的东西保持开放，我注意到他没有急于要她们接受自己的安排。

迈克尔：一家人在经历飓风，真是不错的画面。你觉得这说明对菲昂娜和她父母来说，什么比较重要？

艾莉森：对他们来说什么重要？

迈克尔：是啊。你猜菲昂娜和她父母看重什么，或者他们觉得什么东西对他们来说很珍贵？

艾莉森：呃，对菲昂娜和她妈妈而言，她们都是女人嘛，她们在谈内心发生了什么。你知道，就是那些关于她们应该如何期待、她们的反抗；等等。所以，可能这和她们的希望有关，或者与她们的梦想有关，那些她们还没有机会交流的梦想。

迈克尔：关于什么类型的梦想？

艾莉森：关于拥有不一样生活的梦想，关于不要生活中充满这些挫折的梦想，关于拥有空间能够自由呼吸清新空气的梦想，或者关于自己有更多权利的梦想……诸如此类。

迈克尔：你猜测是关于这些内容的希望和梦想。那你在刚刚他们的谈话中，有没有听到与这些希望、梦想相关的内容呢？

艾莉森：我想应该是听到菲昂娜的妈妈说，她理解菲昂娜真的渴望很多东西，但厌食症却从中作梗。此外，她本人——菲昂娜的妈妈也有很多渴望的东西，这些东西一直被推到心灵之外，这已经很长时间了，几乎一直是这样。

迈克尔：你还说杰克也和她们一样处于风暴中，在努力寻求一种最佳的弯折方式以便每个人都可以平安度过。在你看来，这是因为杰克看重什么呢？

艾莉森：呃，就像我说过的，他就在那里待着。我猜这些新的动向对他来说也不一定容易，因为他自己也得做一些改变。我想他得做一些不同的事情，以前没做过的事情，特别是跟菲昂娜的妈妈弄清楚她渴望的期待是什么。我觉得这对他来说，是相当大的改变。

迈克尔：你说他待在那里。这意味着什么东西对他来说很重要？

艾莉森：可能是……能够稍微走出一点自己的舒适区，看清楚这一切。我觉得他不是很清楚……

迈克尔：听上去这像看透事物的原则，不让……

艾莉森：是的。和看清楚必须得看清的事情有关。

迈克尔：你谈了你听到的故事中哪些内容特别吸引你的注意，谈了这些内容如何影响你对菲昂娜及其父母的看法。你是否愿意说一下这个过程对你的生活有什么触动？

艾莉森：我知道。它让我回想起了我和"厌食症"的纠缠。"厌食症"真是把我困在那里了。我在它面前跪下来，它几乎要了我的命。我差点儿死了。我现在很明白。有一段时间几乎所有的人都对我绝望了，我几乎完全孤立。而且，我越孤独，情况就越糟糕。但是，我其实仍旧有一些活力存在着，只是我没意识到而已，这其中一条，就是我的妈妈。我还记得，当我发现我和她其实差别没有那么大时，这一点对我意义重大。我们是不同，但是我们也面对着一些相同的事情。在这一点上，我们从彼此身上学到很多。

迈克尔：好，我理解了。再问一个问题可以吗？

艾莉森：好。

迈克尔：你刚刚听了这个家庭的一些生活故事，对她们的故事做了复述。当人们有机会聆听别人重要的生活故事，有机会以你这样的方式去做回应的时候，他们往往也会开启他们自己生活的新旅程。听了这些故事，听众的生活会到达一个从没到过的地方，而如果他们用这段时间去工作或者去逛街，他们的生活可能不会有什么变化。所以我想知道，你有没有感觉到这些故事把你的生活带到了什么地方。也许让你对自己的生活有了新的想法，或者意识到什么东西，任何感受都行。

艾莉森：呃，有一个我认识到的，是我对我怎么过来的有了更好的理解，我对自己如何从"厌食症"手中夺回我的生活有了更深的认识。我确实明白了，我妈妈不让我一个人扛着，这一点很重要。尽管她对我内心世界的猜测有时候真的很烦人。我是说让我真的很烦。但是我想我现在清楚了，其实这是我和我妈两个人的问题，清楚地知道她的内心是怎么想的对我来说有多么重要。

迈克尔：你有了更好的理解。你觉得这种更好的理解，会给你的生活带来什么不一样的改变吗？

艾莉森：我想，这甚至会让我更欣赏我和妈妈的关系，这让我感到心里暖暖的。并且，我还更清楚爸爸在这个过程中的作用，他做出那么多改变，肯定也很不容易。我知道他会说因为这件事，他变得更好了，可是有时候这肯定很艰难。我想我回去会跟他好好谈谈这件事。

迈克尔：你对这么做的结果有什么猜测？

艾莉森：我不知道，但我想对他、对我，对我们的关系都有好处。

迈克尔：差不多该你与菲昂娜及她父母交换一下角色了。但是在我们结束之前，你可不可以再回过头来想想，你是听到杰克说了什么让你想到要跟你爸爸谈谈的？菲昂娜和她妈妈交流的哪些内容，让你更欣赏你和妈妈的关系，让你觉得心里暖暖的？

艾莉森：好……

重述之后，艾莉森回到听众的位置。此时我开始和菲昂娜及她父母交谈，问他们在这个重述的过程中，听到了什么特别吸引他们注意的地方，这个过程唤起了他们自己生活中什么样的画面和自我认同，通过这个过程，他们的生活会开始什么样的转变，探讨了为什么他们会特别注意艾莉森所说的某些方面，谈了他们作为重述的听众，都有什么收获。在他们回答这些问题的过程中，我了解到艾莉森的重述，让三名家庭成员都产生了深刻的体验。

飓风的隐喻，唤起了他们深深的共鸣。艾莉森对他们在生活中看重的东西是什么的反思，也引起了他们深深的共鸣。艾莉森的反思为他们提供了基础，在这个基础上可以进一步拓展他们对生活的理解，使得他们重温自己在乎的那些生活目标和价值观，这让他们能够重拾这些目标。

菲昂娜说，重述帮她更清楚地了解了"厌食症"，让她对没有"厌食症"的生活有了那么一点点微弱的设想。她说这为她的希望提供了推动力。尽管她还处在一个比较困难的点上，不能很容易区出分哪些想法会强化"厌食症"的力量，哪些想法有助于她在生活中保持一个好的形象，但她依旧感觉到，艾莉森的反思"让原本浓重的雾气淡了一些"。

路易斯非常激动地谈到，这个重述的过程让她肩上的压力小了很多。她一直因为负罪感和内疚感而压力重重。在重述的过程中，她体验到一种被肯定的感觉，这种感觉非常强烈，她从来都没想到过会有这种体验。

菲昂娜和路易斯均表示，艾莉森对她们关系的反思，给她们带来了深深的触动。当谈到她们俩共同面对的挫折的时候，谈到她们从"厌食症"的魔爪中解放菲昂娜的生活，并开始取得一点儿突破的时候，谈到从那种与性别偏见有关的、让人感到非常无力的期待中解放路易斯的生活时，她们泪流满面。

路易斯说，菲昂娜主动说出自己内心的体验："完美"的所有期待。这使得自己从中受到启发——这使得她能够说出之前自己从未说出的话，开始挑战生活中那些强加在自己身上的影响力。菲昂娜听到这些目瞪口呆，一时竟无以言表——她启发了妈妈，这对她来说是一个天大的新闻。我感到这个新闻，将是治疗菲昂娜虚无感和空虚感的一剂良药。

艾莉森说，杰克的贡献是在家庭不得不面对困境的时候，"努力寻求一种最佳的盘桓方式，以便每个人都可以平安度过"，杰克对此深受感动。他承认要做到这一点很难，他不得不去做一些以前没做过的事情。比如，这需要他挑战自己和路易斯关系中的老习惯，包括反思一些"习而不察的预设"——那些预设给路易斯强加了不少压力。他说他能感受到自己内心的防御，他一直在努力克服，他也感到自己通过一些方法，已经能"放松一点儿"，自己实际上也不那么"紧张"，他为此感到很骄傲。

在咨询即将结束大家准备告别之际，我问艾莉森她父母是否有兴趣在以后的咨询中和她一起来做听众，和她一起再做一次重述。艾莉森认为他们会很乐意来。菲昂娜、路易斯和杰克也非常认同这个想法，三次咨询之后，艾莉森的父母也加入了我们的会谈。

从这两次咨询——第一次是艾莉森做听众，另一次是艾莉森及其父母做听众——的反馈中，可以清楚地看到，这是菲昂娜从神经性厌食症中康复的一个转折点。我相信艾莉森和她父母在这两次转折点中所做的贡献超过了我作为一名咨询师所做的贡献。邀请听众来加入咨询访谈，常常会得到这种效果。但如果没有咨询师通过提问来有效地组织这个重述过程，就不大可能会出现这种效果。这里所展示的提问方式，是在我多年探索这种重述对话的经验中形成的。

在后面内容中我将分别阐述邀请听众这种实践方法是如何产生的，其指导理念是什么，组织重述过程中有哪些提问的方法。此外，我还会讲一下，要成功运用这种方法需要注意的几个问题。

听众参与：治疗实践中界定仪式的形成阶段

在20世纪80年代，我和好友兼同事大卫·艾普斯顿（David Epston）开始在家庭咨询中积极地邀请听众参加会谈。我们之所以这么做，主要是因为我们观察到，在为孩子做咨询的时候，如果有自愿加入的见证者在，孩子的生活会有明显的好转。比如，在家庭治疗中，孩子如果努力面对棘手的问题时获得一个奖状作为肯定和奖励，那么这些孩子肯定会向别人炫耀——可能是他们的手足、表亲、朋友或者学校的伙伴。这么做会唤起"听众"的好奇和提问，这样一来，这些孩子就有机会诉说"奖状"

所代表的意义，有时候这是他们力量的证明。显然，"听众"的提问和反馈，不仅在肯定这些孩子好转方面有着影响力，对进一步维持和延伸这些发展，也发挥着影响作用。

在家庭治疗中邀请听众参与的做法，引发了我们对叙事隐喻的探索。我们强烈地感受到，来访者的生活是由其个人叙事塑造的，来访者和生活中的重要人物的互动、交往，与他们共同创造这些了这些故事。在治疗中，我们意识到，丰富生活故事非常重要，这样做可以让来访者面对问题时，能够看到多种可能性，而在此之前，来访者可能都意识不到这些可能性的存在。很明显，听众在丰富来访者的个人叙事的过程中扮演着重要角色。

第三个促使我们邀请听众参与的因素，是我们意识到个人叙事的形成过程会受文化习俗、文化制度等社会建构的因素影响，受这些因素的话语权力关系的影响。我们常常发现，治疗中来访者的个人叙事会越来越背离社会习俗，并且开始一些挑战社会习俗的行动。在这种情况下，让听众参与非常重要，他们可以验证这些个人期望的叙事。此外，听众对来访者生活故事中价值观和愿望的反馈，可以把大家团结在一起，让来访者感到不孤独。在这种情境下，可以维持来访者期望故事的发展，减少与期望不符的故事的发展。

我们观察发现，在治疗实践中听众的角色非常重要，绝对不是无关紧要的摆设。但是实际上，通常我们在治疗过程中很少直接让听众参与。我们会问来访者，谁可能会在乎他们这些生活中的发展变化，谁会支持他们的进步，然后我们会帮助来访者找到这些听众。我们会通过一些书面的东西来实现，比如发证书、"给相关人员的信"等。

在我多年的治疗工作中，这种邀请听众参与的做法一直存在。起初，这些听众来自家人和朋友、同学和同事、邻居、商店老板等熟人，甚至是来访者不认识的社会人士。随着进一步的探索，我们开始邀请曾经来做过咨询的人，询问他们是否愿意将来加入我们的工作，为解决他人困扰出一份力。面对这类邀请，来访者大多数情况下会积极响应——来访者很愿意把他们的名字和详细联系方式放在我们的资料库里。这么多年来，在接受我的邀请时迟疑不决的人寥寥无几。

界定仪式的起源

通过文化人类学家梅耶贺夫（Myerhoff, B., 1982, 1986）的作品，我们更深入地理解了听众的重要性。她认为"界定仪式"在自我认同"工程"中具有重要作用，这让我们更有信心深入探索它在心理治疗中的运用。此外，我们还研究了听众的哪些反应方式最能促进故事的丰富发展，能让符合来访者期望的故事持续下去。梅耶贺夫在说明什么是界定仪式的时候，讲述了她在洛杉矶市威尼斯地区一个老年犹太人社区的研究报告。她在20世纪70年代中期所做的人类学实地调查，主要就是在这个社区开展的。

这个社区里有很多犹太老人，他们在20世纪初还都是孩子。他们背井离乡，从东欧的村镇来到北美。后来他们年纪大了，退休之后因为喜欢南加州的气候，就搬到了南加州。这种气候对他们的身体有好处，而且威尼斯这个地方是洛杉矶的一个海滨公园，房价也不高。这些犹太老人在大屠杀中失去了亲人，他们中不少老人比自己的孩子活的年龄还长，所以现在他们孤苦伶仃的。有很多人因为这种孤独的生活，感觉都不知道自己每天的生活到底是死了还是活着。他们感到自己待在被忘记的角落，没有人认识他们，没有人在乎他们，他们感到生活充满不确定。

这个社区有一个社区组织干事，很能干，也很有才，名叫莫里·罗森（Maurie Rosen）。她帮助这些老人建立起一种社区归属感。他们的存在感在这个社区中得到了恢复。同时，他们的活力也得到了恢复。在恢复存在感和活力的过程中，界定仪式发挥了举足轻重的作用。梅耶贺夫把当时组织的社区论坛称为"界定仪式"。这种论坛是在社区组织的，请社区的居民讲述和重述他们的生活经历，或者表演、重现他们的生活经历。正是在这种论坛上，这些犹太老人才有机会在社区成员以及应邀参加的外部见证人面前，以自己的方式表现自己：

> 当文化支离破碎、混乱不堪的时候，人们很难找到合适的观众。没有办法提供自然的场景，那就必须人为创造出一种情境，我把这种表演称为"界定仪式"。我认为，它是一种集体的自我界定，在观众面前宣告某种解释，而不是任人信口开河地解释。这种解释要用任何必要的方式被人发现，让参与其中的所有成员能够理解，看到这个群体自身历史的真相。被社会边缘化的人群、被鄙视和被忽视的人群，或高夫曼（Erving Goffman）所谓的"名声不好"的个人，他们经常会寻求机会，将自己内心的解释展现在他人面前。（梅耶贺夫，1982，p.105）

这些界定仪式消除了社区中人们所体验到的孤独感，消除了这种被孤立所带来的虚无感。梅耶贺夫强调界定仪式的作用时（1986）主张：

界定仪式处理虚无感（invisibility）和边缘化（marginality）的问题；这是让别人看到自己内心世界的方式，是让别人以自己的方式见证自己的价值、生命力和存在的方式。（p.267）

参与这些界定仪式，会培养出一种新的生活方式，人们会倾向于将自我认同"贫瘠"的描绘转变为"丰盈"的描绘——对这个社区的人来说，他们的生活就是找到自我。这些自我认同的"工程"表现为自我反思意识（self-reflexive consciousness）。在这种意识下，社区的成员可以意识到，原来他们对其自我认识、对与自己有关的人的自我认识的形成不断发挥着影响力。他们会意识到，自己可以塑造自己的生活。在这种意识下，他们"认为有责任创造自我，但同时依然要保持自己的真实感和完整感"。（梅耶贺夫，1982，p.100）如此一来，社区的成员就可以参与到自己生活的塑造过程中去，同时又不和自己所珍视的东西发生冲突。

梅耶贺夫（1982）让人注意到这种现象的独特性：

有时候，各种条件会促使一代人形成某种强烈的、共有的自我意识，并且他们会积极参与到自我历史的建构中，为自己提出一个明确的、牢固的自我界定，并据此对自己的命运、过去和未来进行解释。然后，他们会成为自己编写的历史剧剧本中的演员，不再是别人研究的对象。他们"创造"自己，甚至有时候会"编造自己"，这种"编造"并无必要，也不是人们自动自发所为，只是在一些特殊场合，有些特殊的人物会那么做。（p.100）

作为这种自我反思意识的一部分，这个社区中成员的行为反映了他们对自己身份的理解，他们认为身份是：

- 公众产物和社会产物，不是个体的、私密的产物
- 是历史和文化力量塑造的，不是人性（无论人性的含义具体是什么）的力量塑造的
- 通过社会交往的过程获得一种真实感的结果，承认人们对其自我身份和历史偏好（这一点和别的观念形成鲜明的对比，有人认为人在内省过程中可以识别和表达自我的"本质"，可以发现生命的真实）

对"集体的自我界定""在别人面前表现自我"的不可避免性，"个人的价值、重要性和存在需要观众""在通常不认识的观众面前宣布自己的解释"等的强调，就是对听众在界定仪式中的重要作用的强调。正是听众对个体在论坛上讲述和表演的故事所做出的反应，证实了这些故事。正是听众对故事的讲述者在故事中的身份声称*的承认，才肯定了这些声称的真实性。正是因为有听众对这些故事的肯定，社区成员才形成了一种"所讲述的故事就是自己"的感受。在这种论坛中，听众发现"自己参与了别人的人生大戏"，"不知不觉中（把他人人生）推进了一大步"：

> 这些犹太老人……打开了真实与非真实、想象与实际之间的窗帘，跨

---

* 此处所谓声称（claim）并非贬义词。它反映了一种观点，认为所有关于一个人的身份认同的界定都始于社会建构的身份声称，社会对这些声称的验证提供了它们的真实性。在这种社会验证的过程中，身份声称获得了一种真实性的地位，对个人的生活，对别人对此人行为的反应，都具有重要的塑造作用。

越门槛，又把帘子拉上，把见证者拉到一边，而那些见证者往往会出乎意料地发现，自己参与到了别人的人生大戏之中了……跨越了门槛，他们成了"第五项修炼"（The Fifth Business），即几乎无意间把故事情节向前推动的见证者；他们的故事不只是他们自己的，而是不断向前推延的，会把别人的生活内容交织进去。（梅耶贺夫，1986，p.284）

梅耶贺夫强调，外部见证人积极参与界定仪式的重要性。正是听众对这些故事的复述，最有力地证实了那些故事中的身份声称。正是听众的复述，让这些声称"被更多人知道，更真实"，放大了这些声称，证实了这些声称。正是听众的复述，在社区成员中培养了一种自己所讲的"故事里面的人就是自己"的感觉。听众的复述，在一个人对自己个人真实性的更新中扮演了关键角色。

治疗实践中的界定仪式

梅耶贺夫对界定仪式上见证者的描述触动了我们，因为我们在治疗实践中发现了许多类似的现象——我们发现听众对于丰富人生故事的发展，建立对个体身份的深度总结，对于支持、拓展来访者生活中的期望内容都非常有用。就如同威尼斯的老年犹太人社区中成员所感受到的一样，我们发现在咨询中，听众可以为来访者提供如下机会：

• 让他们能够以自己的方式呈现在社区成员及应邀参加的外部见证人面前

● 让他们可以体验到对他们故事中所表达的身份声称的承认

● 体验到这些身份声称的真实性

● 干预他们对生活的塑造过程，并且不必与自己所珍视的东西发生冲突

显而易见，我们工作中的听众扮演了见证者的角色，他们使得来访者的身份声称"被更多人知道，更真实"，他们"无意间推动着故事的发展"。

理解了听众参与我们治疗实践的重要性之后，我们更重视从听众的复述中提炼他们所听到的来访者对自己想要的生活的描述。然而，在那时，我们工作中听众绝大多数还是间接参与的。

汤姆·安德森（Tom Andersen，1987）提出了"反思团队"（reflecting-team work），启发我们让听众更直接地参与到治疗对话中。起初这些更为直接参与的听众来自来访者的生活圈子和我们自己的生活圈子，后来这些听众来自专家。目前，我在探索听众复述的哪些方面对丰富治疗中的故事最有效。在本章接下来的内容中，我将描述我在这种探索中发现的一些内容，集中讨论界定仪式会谈所遵循的结构，以及听众复述中关于"承认"的一些惯例。

界定仪式的结构

在治疗实践中，界定仪式被分为三个独立的阶段：

1. 当事人讲述重要的生活故事。

2. 应邀参加界定仪式的外部见证人复述。

3. 当事人对见证人的复述进行再复述。

讲　述

在第一个阶段，咨询师和来访者做访谈，外部见证人做听众。在这个访谈的过程中，咨询师要找机会提一些问题，鼓励来访者讲述其对个人身份的认同、对其关系的认同相关的重要故事。外部见证人仔细倾听这些故事，准备好对他们所听到的故事进行复述。

在我与菲昂娜、她的父母和艾莉森的咨询中，我先和菲昂娜及其父母谈话。这个访谈的过程提供了一个语境，可以进一步探讨"神经性厌食症"对家庭成员生活的影响，对家庭成员之间关系的影响，家庭成员各自的体验，以及"神经性厌食症"的支持力量。它还进一步提供了不利于"神经性厌食症"的语境，探讨了是什么为这种发展提供了基础，以及通过这些发展可以看到家庭成员的哪些价值观，以及他们这种价值观的历史。艾莉森在这段时间做听众，作为我所谓的讲述对话的见证者，艾莉森在这个对话过程中不必积极参与，而只从外部做见证。

复　述

等时机成熟，外部见证人就可以和当事人交换角色。当事人做外部见证人的听众，外部见证人做重述，咨询师通过提问来组织这个重述的过程。重述并非对整个故事的内容进行复述，也不是让外部见证人作总结。重述的是来访者故事中吸引外部见证人的部分。这类重述会对来访者的故事重新包装和点缀，大大超越了原始故事。如此一来，可以帮助界定仪式的中心人物，即来访者，更丰富地描述对自己的人际关系以及自我身份的认同。这些外部见证人的重述还有助于把来访者围绕共同主题的故事连缀起来，它们会是非常有力的共鸣，因为它们生动地反映了来访者所珍视的价值观，并给予高度的认可。

当菲昂娜和她父母的故事经过充分表达，为艾莉森作反应提供了基础，我请她们坐到后面，然后我来问艾莉森听到了什么。我的提问支撑着艾莉森的重述，这段重述生动地再现了菲昂娜及其父母重视的内容。这些问题鼓励艾莉森找出故事中吸引她的地方。让艾莉森描述菲昂娜的故事唤起了她内心中的哪些景象，这些情景与她自己的经历有什么相似之处，她个人有什么触动。通过这个方式，艾莉森的重述重新包装了原始故事的某些元素，但同时又在很多方面超越了原来的故事。这个重述的过程对丰富发展故事，对重新界定菲昂娜和她父母的关系，产生了重要的促进作用。通过所有参与者生活故事的交叉，围绕他们所期望的特定主题、价值观，连缀在一起，重述促成了故事的丰富发展。在接下来的咨询中，艾莉森的父母也作为外部见证人加入进来，他们的生活故事也和这些主题建立了关联。

外部见证人做复述的关键之一，是他们的"承认"。这种承认可以表述为四种提问方式。我用提问这个词，是为了强调：复述不是"怎么说都行"，而是要由咨询师的提问来引导的。具体来说，这些复述不是去做优点轰炸，不是表达祝贺，不是指出积极方面，不是去关注力量和资源，不是做道德评判或者根据文化常规对个人的生活进行评价（不管这种评价是积极的还是消极的），不是对别人的生活做解释和提出理论假设，不是为了解决来访者的问题而指指点点，不是提建议或者提供道德故事或寓言，不是重新解释来访者的生活事件，不是把生活的可选故事强加给来访者，不是试图帮助来访者走出困境或者两难境地，不是表达对来访者生活的担忧。进一步说，见证者的反应，不是表达同情或者共情，而是表达共鸣——外部见证人最有效的反应，是以能高度唤起来访者共鸣的方式重新表达他们所重视的东西。

这样来说明界定外部见证人的重述不是什么，并不代表这些常见的认可行为，这些对来访者生活的反应是不恰当的。我不是要质疑日常生活中的这些应对方式的合理性，我可以想到恭喜、肯定、建议等在很多情况下都是恰当的、有价值的。可是在界定仪式对话的语境中，这些反应往往不利于丰富故事的发展，甚至有可能进一步加重对生活的粗浅定论。

另外，以上列举的这些反应方式包含了评判行为——比如，恭喜某个人就意味着他的行为符合某种特定标准，而听众知道这个标准，并且可以判定此人的行为是否符合。治疗性的语境与日常对话的语境不同，来访者很容易感到被"顾客化"，也往往确实会被"顾客化"，而对恭喜的反应就是这样一个过程。来访者在治疗中也很容易觉得听众不理解他们的情况，或者不在乎他们的困难，或者觉得听众不真诚，或者觉得听众在取笑他们。因为在治疗语境中存在权力关系，所有这些感觉都会产生一种和咨询师及听众的疏远感。

咨询师要为听众参与到咨询中所导致的结果负责。这种责任的承担可以表现为咨询师对听众重述的组织。谈到组织，我并非暗示要限制听众的参与。根据我的经验，这种组织恰恰可以提供一种条件，让外部见证人发现自己可以超越他们平常的思维方式，说出平常他们说不出的话来。一般来说，重述不能限于对来访者生活故事做司空见惯的、想当然的反应。

根据以下四种提问类型组织的复述，有可能唤起对界定仪式主角——

来访者的生活的高度共鸣。这种共鸣对丰富故事的发展非常有利，有利于来访者看清楚自己在生活中究竟重视什么，有利于慢慢销蚀各种关于生活和自我身份的消极结论，最终这些消极结论会被替代。这种共鸣也会促使人产生一种自己知道应该如何面对困境和两难局面的体验。

在讨论这四种提问方式之前，我想简要概括一下如何为界定仪式准备外部见证人。

帮助外部见证人做准备

在大多数情况下，我会在外部见证人参加会谈之前，和他们简单谈一次。此时我会告诉他们我希望他们能在复述中做到以下几点：

- 承认来访者所表述的想法和行为（这种承认有利于丰富故事的发展）
- 复述的内容必须基于仔细的倾听，是他们所听到的特别吸引他们的部分
- 表达这种复述的时候不能以强加的语气
- 在说到为什么他们会对那些东西感兴趣时，说到这些东西对自己有什么影响的时候要从自己的角度
- 不要以大多数人习惯化的方式对来访者的故事作反应，包括表达观点、提建议、做评判、理论化等

然后我会和外部见证人讨论。如果我感到有助于丰富故事的发展，我会打断他们的表述并提问。或者如果我觉得他们的复述与我们所说的"承认"相矛盾时也会提问。我也会清楚地说明，这种打断完全是由我对外部见证人的复述所负的责任决定的。这种安排毫无例外地得到了外部见证人

的接受，因为这样他们就会减轻因自己的做法而感到的担忧。这也会让外部见证人感到放松，因为他们可以自由地对我的问题作反应，不需要自我监控，否则他们就会畏首畏尾、瞻前顾后。

接下来我通常会描述我和外部见证人对话所依据的四种提问方式，非常注意措辞，使用他们熟悉的语言，考虑外部见证人的文化因素、年龄因素等。这个时候，就可以给见证者以下这些说明（或者别的版本的说明）：

四种提问方式

1. 把关注的焦点放在当事人的表达上。我会让你说出你听到的内容中，哪一部分最吸引你的注意：你的注意力和想象力主要放在了什么地方。我最感兴趣的东西是哪些内容让你觉得来访者最重视其生命中的某些东西。这些表达可能是具体的词或者短语，或者特定的情绪和感受。在说到这些最吸引你的表达的时候，你要说明其独特性和具体性，不能泛泛地说谁都会感兴趣或者你对所有的表达都感兴趣。这种对来访者特定表达的聚焦，可以提高你复述的准确性。

2. 把焦点放在画面上。我会让你描述，你在倾听的时候脑海里浮现出什么画面——你注意到的表达唤起了你内心的什么画面。这些画面可以是来访者生活的某种比喻，或者是来访者的自我认同，或者是来访者对自己人际关系的认同的心理映像。或者还可能是一种"感觉"，你从来访者的生活推测出来的一种感觉。你描述这些之后，我会鼓励你思考这些隐喻和心理影像可能反映了来访者什么样的目的、价值、信念、希望、雄心、梦想和承诺——思考来访者生活的方向是什么，重视什么。此时我会问你一些问题，强调你通过这些画面，可以看到来访者生活和身份认同的哪些内容，但我不会请你给出关于这个问题的定论。

3. 把焦点放在个人共鸣*上。我会鼓励你说明你为什么会对这些表达如此关注，会特别关注这些表达触动了你过去的哪些经历。把你对来访者表达的兴趣放到你个人的人生背景中去，之后你的兴趣就成了我常说的"有根据"的兴趣，而不是没有缘由的兴趣。这样一来，你的兴趣就成为你个人化的兴趣，而不是学术上的兴趣；是个人投入的有生命的兴趣，而非有距离的、高高在上的兴趣。在这时，最有用的部分是，说明你的经历中有哪些事情因为来访者的表达被激活，进入了你的记忆。对专业领域的人而言，这种共鸣还可以包括治疗工作的经历。

4. 把焦点放在触动（transport）上。我会请你指出并说明因为见证这些生活故事你被带到了哪里。生活中听到别人如此感人的生活故事很难不产生某些触动。我所谓的"带到了哪里"在此是广义的用法。可以联想这些体验把你带到了什么特别的地方，而如果你用这个时间去购物或者照料花花草草，你可能根本不会到达那些地方。这可以帮助你回答我的问题，我会问你这种体验把你的思绪带到了哪里，包括你对自己存在感的反思、你对你自己生活的理解，或者从更一般意义上讲对生活的理解。或者这种体验让你对自己和生活中别人的对话有了什么不同的理解，或者对你面对自己生活中的困境或人际关系时有了什么不一样的行为选择。这个承认的过程是你的生活被触动的一种方式，在你见证了这个人的表述，并有机会对他们做回应之前，你的生活或你对生活的态度/看法……发生了什么

---

* 在本章内容中，我用共鸣（resonance）一词来描述两种现象。第一，我用这个术语来定义界定仪式上的复述，认为这些复述和来访者在生活中重视的东西产生强烈的共鸣。第二，我用这一术语来描述外部见证人体验到的个人的共鸣。这些回应都是在对来访者的表达作反应的过程中体验到的。

变化。

以外部见证人能够清楚理解的方式描述这四种提问类型之后，我会建议他们在倾听来访者的故事时，只关注吸引他们的内容就好，注意在他们心中唤起了什么画面、反思或者思考。我会告诉外部见证人，回答我一系列问题的过程，会为第三（共鸣）和第四（触动）层面的回答积累素材。

为了进一步说明这些提问的方式，我把艾莉森的复述过程绘制成了"界定仪式对话地图"（图4.1），这是一个较为概括的地图，把整个过程展示为四个阶段的提问，形成一个连续、累加式的过程。实际上，艾莉森的复述并不像图中描述的那样连贯有序，因为我多次提醒她关注菲昂娜、路易斯和杰克的表达。这种对外部见证人的提醒，可以保证外部见证人的反应能基于来访者所表达的内容。这将使共鸣更真实，这是叙事实践中界定仪式的特征之一。

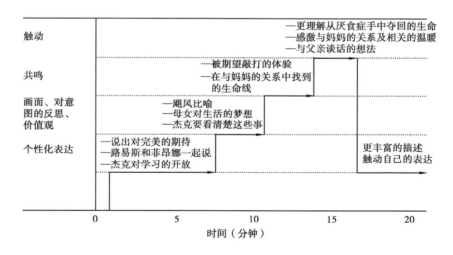

图 4.1　外部见证人复述图（艾莉森）

在探索听众参与治疗的过程中，我提出了表达、画面、共鸣和触动四种提问方式。我还提出了其他类型的问题，这些提问主要来源于对生活的叙事概念，有一些提问也很有影响力，但我发现这四种问法在促进丰富故事的发展上最为有效。这些发现基于我对复述效果的直接观察，以及从界定仪式的核心人物（来访者）那里得来的反馈。

我还发现那些看上去最自然的、对外部见证人影响最大的复述，都是用这四种提问方式来组织的。对外部见证人而言，注意那些特别吸引自己的内容，往往会提高他们的联想，引发这些表达所激发的关于生命、自我认同的思考。这些生活画面和身份认同往往有很多隐喻、类比、明喻。这些画面有可能让他们回想起自己的经历。这和鼓膜受到声波的震动会发生共振有些类似，我们个人的经历会对这些生活画面产生共鸣。这些经历以前往往被忽视，而此刻则被"照亮"，进入我们的记忆。因此从某种意义上来看，我们的生活故事和界定仪式中的人们的生活故事联系在了一起。

画面、共振、共鸣和宣泄（Katharsis）

画面、共振、共鸣等概念来自盖斯顿·贝史拉德（Gaston Bachelard，1969）的研究。他是一位科学哲学家，研究白日梦的意象与意象诗。我认为他的很多研究与整个治疗实践高度相关，特别是和外部见证提问紧密相连。在做咨询时，心里面想着这三个概念，对我的提问方式有很大的影响。

另外，我发现一个很有用的概念，就是在第四类提问方法（传送）中隐含的，即宣泄（Katharsis）。我用字母"K"打头，是想与当前通用"宣泄"的相关理解区分开来，比如释放、发泄、解放等隐喻。使用宣泄一词，我所指的是这个概念的本义——Katharsis描述的是一种在见证强烈的生活场景时的反应现象，特别是当一个人在看希腊悲剧表演时所产生的触动。根据这种经典的界定，如果一个人有触动，那他就是在宣泄——不仅仅是情感体验上，还包括发生行动上的改变，他可能会在生活中到达一个不同的境地：

- 形成新的生活认同和自我认同
- 重拾自己经历中被忽略的内容
- 重建生活中的价值与目标
- 为以前不理解的经历创造新的意义
- 熟悉之前都没注意到的自己的生活技能
- 踏出超乎想象的一步
- 超越常规思考

我相信运用宣泄的概念，和在界定仪式上让外部见证人具体表达来访者生活故事的特殊性是一致的。因为宣泄现象与触动我们、吸引我们、抓住我们的想象、诱发我们的好奇以及唤起我们的幻象的那些特定表达之间紧密相关。

宣泄概念促成了一种探索，让人试图发现自己被界定仪式上的来访者的故事带到何处。它鼓励这样一种态度——这些故事会把我们带到无法预料的地方。它会帮助我们找到适当的方式，让我们认识这些有力的表达，融入我们的生命，让我们成为某种人。如果我们不参与这种见证活动，就不可能成为的那种人。这些认识之所以重要，是因为它们的基础发生了变化——以前这些影响不一定会被重视。

还需要强调的是，宣泄的概念不单单在外部见证人的重述中。我们作为咨询师，每天见证的治疗性对话、教学情境以及在社区工作中的生命故事，在对这些人生故事作回应的过程中同样适用。

有时候，外部见证人很难发现宣泄的作用。这时候咨询师可以对外部见证人被引发的那些共鸣进行探索。比如，在谈到共鸣时，外部见证人或许能讲述出，自己喜欢的一位阿姨帮其渡过困境所做的贡献，但外部见证人却没有什么触动。咨询师可以简要地询问外部见证人这位阿姨是否知道自己的付出有多重要；如果她不知道，可以假设她知道后，这会对她的生活带来什么影响；最后再问，得到这些问题的答案后，对外部见证人的生活有什么触动。可以再举一个例子：一个外部见证人有可能会说在见证过程中确实有一些强烈的感受，但是并没有触动自己的生命。咨询师可以问他以前有没有表达过这种强烈的感受？在这里公开表达有什么感觉？走出了这一步，会产生什么后续的影响？会不会以后他可以更容易理解别人的这种心情？如果确实如此，会有什么结果？

再次复述

复述之后，外部见证人就回到听众的位置。咨询师会问来访者在见证者复述的时候听到了什么。如此一来，他们就进行了第二次复述，也就是再次复述，只不过这次是来访者对见证人复述内容的复述。

在这个阶段，谈话依然根据四种提问方式进行（表达、画面、共鸣和传送），不同的是在第二类提问的时候，关注的焦点是来访者，不是与见证人的生命故事及自我认同。换句话说，咨询师会问来访者，外部见证人在复述他的人生故事时，在来访者的心中唤起了关于生活的什么隐喻或者心理的影像。

来访者要回答的问题包括：

● 见证人的表达有哪些内容特别吸引他

● 那些表达唤起了什么画面或者心理图景（来访者的生命画面或者心理图景，不是见证者的），反映了他们什么样的生活目标和核心价值观

● 这些表达触动了自己的哪些经历

● 外部见证人的表达把他们的思想带到了何处，对自己的生命有没有新的理解和感受，有没有对未来的行动产生进一步的思考

在和艾莉森、菲昂娜、路易斯和杰克做咨询的这个阶段，我先问菲昂娜和她父母在艾莉森的复述中听到哪些特别吸引他们的内容。然后我问他们，艾莉森的表达唤起了他们脑海中的什么画面：菲昂娜想到的是将来不再有厌食症的生活；路易斯则想到自己作为一个妈妈，应该坚持到底，面对困难不能屈服，而且她从菲昂娜在厌食症面前不屈服的行为中得到启发；对菲昂娜和路易斯而言，她们的心中浮现出一幅敢死队的景象，两个女人携手挑战无法满足的生活期待；杰克则感到自己对公平感具有强烈的认同，这可以通过他愿意面对路易斯、菲昂娜，重新磨合建立新的关系表现出来。

我还问菲昂娜和她的父母，艾莉森的复述有没有让他们联想到自己的某些经历，自己作为听众再次参与复述，会把他们的思绪带到何处，有没有对生活产生新的理解，看到新的可能性。通过他们的回答，我了解到菲昂娜感到更清楚厌食症的伎俩了，对她和路易斯的敢死队合作也更理解；

路易斯不再觉得有那么强的负罪感，对自己生命中那些和菲昂娜类似的困难和挑战有了新的理解；杰克则计划修改以前认为自然而然的与母女俩的交往方式。

叙述、复述和再复述三个阶段的转换

叙述、复述和再复述之间的转换是清楚的，而且比较正式。比如，在做复述时，有一点很重要，外部见证人不能把听众掺和进来，他们和咨询师说话不直接针对听众，只是与咨询师互动。如果以来访者为对象，他们就不是听众了。对听众这样的定位有着很重要的意义，这样做可以限定他们听到的内容。如果定位变了，丰富故事发展的一些条件也会被弄模糊，遭到破坏。

为了保证立场转换的清晰性，可以借助单向玻璃和闭路电视。但是这并不是必需的，我在社区工作中使用界定仪式的时候，很多情况下没有这些设备，而且也不适合使用。在这些情况下，只需要让听众坐得稍微分开点，叙述或者复述的人和咨询师环坐一圈就好。

为了说明治疗情景中的界定仪式，我强调有三个阶段：叙述、复述、再复述。可是，根据具体情况，时间、兴趣和大家精神状况好坏等，这些立场可以多次转换，促成多层面的叙述和复述。甚至可以有第四个阶段，所有的参与者坐在一起，分享自己对练习的感受。我在别的地方对这第四个阶段做过详细讨论。（怀特，1995）

宣泄的扩展

当来访者发现对话中的宣泄极为有用的时候，界定仪式的各个阶段还有一个恰当的变化。尤其是当来访者对自己的主体性感受比较弱时（经历过重大创伤的来访者常会如此）。当人们感受不到自己的主体性时，往往会觉得空虚、孤立、麻木，觉得一切都无所谓，好像生命结冰了。外部见证人对宣泄的承认，可以成为有效的应对方法——外部见证人说明自己如何欣赏来访者的故事。

当咨询师感到外部见证人的重述能够特别引起来访者共鸣的时候，可以在界定仪式之后和外部见证人探讨是否可以扩展宣泄。这些扩展宣泄为见证者提供一个机会，承认这次触动在他们生活中持续的影响。对触动的自述可以通过纸条、信件、录音或者录像等方式传递到界定仪式的来访者手中。或者在界定仪式之后，以其他方式来表达这次触动的重要性。以下是一个案例。

玛丽安经历了多次重大创伤，她的一生中有很长时间在与这些创伤所导致的困扰纠缠。在我们第二次咨询中，我在三个外部见证人面前和玛丽安谈话。其中有两个人因为以前自己生活中的创伤经历而向我咨询过。第三个人，哈泽尔，是一位咨询师，她对为经历过创伤的来访者做咨询很有兴趣。

在第二次咨询的第一部分，我先询问了玛丽安对创伤的体验，询问了这种体验对她生活的影响，她对创伤的回应，以及这些回应的根据。接着，我询问外部见证人，我注意到当哈泽尔谈到自己的触动时，玛丽安似乎最感兴趣。哈泽尔说她曾经遇到两位因为遭遇创伤前来咨询的女士，在见证过程中她意识到了一些东西，可能对她们有帮助。哈泽尔说，之前她感到在和那两位女士咨询时的感觉很受限制，很沮丧，她不知道如何继续推进，才让自己感到满意。她还说有两个多月时间，她都感觉自己让这两位女士失望。在外部见证的复述中，哈泽尔说到这些意识到的新东西，可能会给她和那两位女士的咨询带来转机。她总结道："通过为玛丽安做外部见证人，我现在很清楚和两位女士的咨询应该如何继续进行。"我和玛丽安谈她对复述的反应时，她在自己可能会对哈泽尔的工作提供帮助这件事上说了不少时间。她似乎有点惊讶："我一直觉得自己没有用，是别人的累赘。谁会想到我还能为别人做点儿有用的事情？这件事对我来说太大了，我一时转不过弯儿来，真是这样。我需要一些时间！"

在这次咨询之后，哈泽尔意识到自己所讨论的内容非常重要。三个星期之后，我的办公室收到两封信，要转给玛丽安，另外还有哈泽尔写的一张纸条。哈泽尔在纸条上说，这两封信是她和她的那两位来访者写的，信里面说了玛丽安的故事为她们面对生活中的创伤提供了新的选择。哈泽尔建议我在下次做咨询的时候把信的内容念给玛丽安听。

玛丽安听了信的内容，非常感动，数次激动得不能自已，说要到院子里"平静一下"。两个信封里面还有别的礼物，玛丽安看到礼物也很感动。一封信里面附的是一张手工做的卡片，卡片上留言感谢玛丽安的功劳。另一封信里面是五张咖啡厅的券和蛋糕券。

过了一会儿，玛丽安跟我说，她以前从来没有过这种感觉，从来没有这么清晰地感受到别人对自己的肯定——她觉得这种感觉以前离她有"光年"的距离。另外，特别重要的一点是，她没法否认这种感觉的真实性，她觉得这不是出于好心的安慰，而是真正的生命体验，对她来说，这是一个平台，可以慢慢康复。我在这个过程中了解到，她内心中实际上一直存在一种期望，她一直觉得自己的经历不会没有意义，这次体验验证了这种期待。

之前我曾经指出宣泄的扩展对经历过创伤的人特别有效。这类来访者心里面会隐藏着一种"秘密"，希望他们的隐忍可以带来不同，或者希望自己不要白受苦，希望能给遇到类似苦难的人带来好处，或者希望能够减少别人的痛苦，保留自己的激情，对别人的不公待遇做点事情。宣泄的扩展可能会让这些希望、期待、追求、渴望和激情出现共鸣，消除个体的空虚感和孤独感。

选择外部见证人

前文已述，最初做界定仪式时，我主要是从来访者的家庭成员、同学、同事以及邻居、小商店老板等熟人中找见证者。有时候也会从来访者不认识的人群中找，比如我的朋友圈子、心理咨询的学习者等。

后来，我开始慢慢从以前的来访者中找，找那些愿意参加这种活动，愿意帮助和他们经历类似的来访者。我请他们签名参与的时候，他们往往很高兴。我认为有一部分原因是，他们在自己的咨询过程中从外部见证人那里受益了。他们知道自己可能会很有帮助，能帮助别人。他们当然也了解，自己不需要为别人的问题负责，而且参与治疗的过程也是临时性的。

重新定位

有时候外部见证人来自来访者的家庭成员，而且这些家庭成员可能和来访者发生过严重分歧，在这种情况下，做界定仪式之前应当先帮助他们重新定位自己。在界定仪式上要改变以往和来访者的交往习惯。习惯性的反应与家庭中的紧张关系几乎是与生俱来的，这使得它们很难被打破。

要打破这种习惯性的交往方式，可以让家庭成员在界定仪式期间暂时放下对彼此的成见。最有效的方法是让他们采用不同的立场，这样就可以避免回到原来的模式。为了建立这种立场，可以让家人分享生活故事，通过故事表达对来访者的理解、认识、共情和接纳，要求和来访者做同盟。然后家庭成员在做复述的时候，可以采用一种不同的立场，就像自己是另外一个人。见证者的选择要避免让来访者产生负面体验，或者让来访者觉得自己被疏远。如果选择的见证者是来访者不认识的，就要在做仪式之前先说明其身份，以便来访者决定是否可以接受。

重新定位，往往从讨论开始，讨论不用以往习惯的方式互动，大家需要克服哪些困难。还会引导大家注意到，很多事情不仅在家庭关系中会出现，在其他关系中也会出现。这样一来，家庭成员开始重新定位，不以原来的方式定位自己和别人。

确定重新定位的人选之后，咨询师就可以问他们，了解他们以什么方式来表达肯定、理解、爱、关心或者接纳等内容。在这个过程中，咨询师可以鼓励家庭成员说出表达这些内容时使用的技巧。通过这种方式，与这些表达技巧相关的技巧就可以得到充分描述，这些技巧会更容易在复述过程中再现。如果有必要，咨询师还可以询问家庭成员，说明自己觉得对方这样表达，意味着他们对生活有什么感受，对生命如何理解，他们的目的、价值和信念是什么。值得一提的是，对这些人的技巧、感受做说明，不可太过仓促，必要的话可以用一次咨询的时间。

一旦完成了这一点，咨询师就可以告诉家庭成员，在界定仪式中自己会帮助他们维持他们所选择的立场。咨询师和外部见证人相互之间要有一个约定，在见证者又回到原来的交往习惯的时候，咨询师会如何介入。而且，要告诉家庭成员他们可以选择如何继续。可以提醒他们继续采用他们选择的立场；或者再做一次重新定位的谈话（进一步理解成员表达肯定的方法）；或是暂停练习以便理解采用自己选择的立场要面对的困难等，以便更好地继续；或者是结束这种练习，再选择其他的方法。

家庭成员的重新定位并不是在所有的情况下都需要做，但是如果家庭成员和界定仪式的来访者之间关系紧张，往往就必须做。如果读者有兴趣了解家庭成员重新定位的例子，请参阅我的文章《叙事实践、伴侣治疗和冲突解决》（怀特，2004）。

咨询师在界定仪式对话中的责任

无论外部见证人从哪里邀请来，咨询师对复述过程都要负主要责任。如果咨询师不从外部见证一开始就负起这种责任，外部见证人对来访者生活的习惯化反应就必然会出现。即便外部见证人对丰富故事发展的询问类型很熟悉，这种情况也难以避免。

对过度吹捧的应对方法

外部见证人常常会在复述中，一开始就使用过度夸张的语言，比如"我觉得琼是最伟大的人"；或者"哎呀，哈利太神奇了"。出现这种情况时，咨询师应该立刻让见证者重新聚焦在第一种提问类型上：重述哪些具体表达触动了他们。比如咨询师可以问："好，看来你挺欣赏琼。可不可以告诉我，她说的话里面哪一部分最吸引你？"或者"我想听听，究竟你听到了什么内容，让你形成了对哈利的印象。我们可否开始谈谈哈利说了什么话，让你产生这样的感慨？"

对"自传倾向"的应对方法

另外一种常见的现象，是外部见证人在讲到共鸣的时候开始讲自己的故事。为了表示对别人生活故事的兴趣，外部见证人往往会分享一段自己的生活故事。这些小段的生活故事既是复述与来访者生活的共鸣，又是见证者描述自己对这种体验的反应，这种体验对其意味着什么，对其生活有什么影响；等等。如果不注意，见证人很快就会用道德故事和寓言故事来提建议，或者进入一种为了分享而分享的状态，取代了界定仪式的主角——来访者的体验。

当见证人开始讲自传的时候，咨询师可以鼓励他们进一步丰富描述自己的共鸣体验："我们已经了解你当初是如何应对的，这段经历给你的生活带来了一些改变，但是我更想了解具体的经过。我们停一下，我问你两个问题可以吗？"或者重新聚焦于来访者的表达："很明显你听到的故事触动了你自己的记忆。你是否愿意多说说你听到的故事中哪个方面最有力量？"

以下是一个案例，展示了外部见证人如何开始自传，咨询师又是如何引导他重新聚焦到来访者的表达上的。这段重述是对一位名叫琳妮（Leane）的单亲妈妈和她的两个孩子7岁的艾米（Amy）和4岁的瑞贝卡（Rebecca）谈话的回应。琳妮的担心是她耽误了艾米的成长，她觉得和艾米的关系不好，她觉得自己不是个成功的妈妈。参加这次会谈的外部见证人中有一位是咨询师，名叫约翰。他的个人回应如下：

约翰：对我来说，她们的故事有很多吸引我共鸣的地方。我在艾米那么大的时候，和别的孩子很少交往。我很容易感到没有意思，有时候很调皮，很多时候都很调皮。如果那个时候有ADHD的说法的话，我应该就是ADHD，和艾米一样。但是我妈妈非常棒，她跟别人说："这就是我的儿子，我知道他在很多事情上和别的孩子有点不一样，可是如果你知道怎么应对，就能欣赏他身上很多东西。让我来告诉你他的这些不同，你就能学着欣赏它们了。我妈妈太棒了，而且她还会对每个人说，我来告诉你怎么样……"

迈克尔：重新想起你妈妈的这些，让你感觉怎么样？

约翰：很有力量，很好。（笑）她就是这么过的，她有一些原则……

迈克尔：我想了解你从琳妮的故事中听到的哪些内容让你想起妈妈的形象。在她的故事中哪些地方反映了你妈妈的方式？

约翰：哦！那简单。就是当琳妮……

约翰对他的共鸣体验是以自传方式讲述的——在艾米的困境中看到了自己妈妈最棒的反应，以及妈妈这么反应所依据的原则，这是对自己妈妈生活方式的反思。我非常感谢约翰对这种共鸣的复述，但是我也注意到，这种表达的自传性——会被琳妮理解为道德故事或者寓言故事，这可能会强化琳妮对自己的消极看法，因为她会更加清楚地感到自己和孩子的关系不好，不是个好女人。通过鼓励约翰多讲讲他从琳妮的故事中听到了什么内容让他想起了自己的妈妈，这种风险就被排除了。琳妮不会把自己的经历和约翰妈妈的经历作比较，进而感到更不开心，而是感到自己和那位了不起的妈妈都是母亲，她们之间有相似之处。把表述内容重新聚焦于琳妮的表达，也为我提问故事中的触动和宣泄部分做好了准备：

迈克尔：我知道你觉得听了琳妮的故事受到影响——她唤起了你对妈妈的回忆，这是很美的形象。你今天有这样的体验，你觉得回去之后会有什么感觉？

约翰：我觉得很好，有点沉浸在那种快乐中的感觉。

迈克尔：可否问一个工作上的问题？

约翰：当然。

迈克尔：你有没有偶尔接受过单亲妈妈的咨询？

约翰：当然有了。我知道你想问什么，我猜你是想说，我在工作中应该从她们的故事中听到一些东西，但我却没有听清楚。

迈克尔：你是说你听了琳妮的故事，又探讨了故事里面对你的触动，你会因此在听别人的故事时更清楚吗？

约翰：没错，就是这个意思。

当我请琳妮对那段复述再做复述的时候，她显得很激动。约翰所表达的共鸣，她和约翰妈妈情感上的对等性，约翰对她表达的肯定，都让她受到很大的触动。她一直觉得自己是很失败的，现在感觉好多了。琳妮不再感到负担沉重，而是觉得有一些新的可能，她可以表达对艾米的关心。我根据约翰的复述绘制了图4.2。

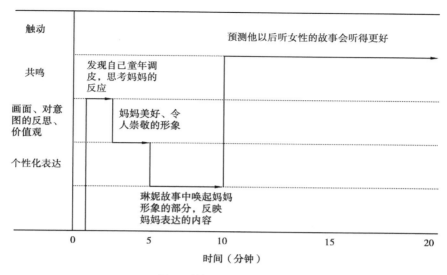

图 4.2　外部见证人复述（约翰）

在咨询师的启发下，外部见证人会调整自传式的讲述，慢慢转向承认传统的复述形式。见证人不再关注自己非常熟悉的生活事件，而是优先考虑界定仪式中来访者的故事。

对"妄自菲薄"的应对方法

当咨询师让外部见证人表达宣泄的时候，他们会"妄自菲薄"。比如："我听到琼经历的事和她的处理方法，感到自己面对类似的事情的时候，处理得不如她好。琼做得确实比我好多了。"在此"妄自菲薄"可能是为了对方而贬低自己。但是，这种做法是没有帮助的，因为这会让人感到被误解，不利于产生共鸣。"妄自菲薄"的另外一个危险，是会让来访者产生一种自己是英雄的认同。尽管当今文化中对自我身份认同的英雄主义描述很普遍，但实际上这对有这种认同的人而言，非常不好，因为这会让人孤立。

对表达苦难的应对方法

　　因为界定仪式的特定组织方式，在第一个阶段往往会出现这样的对话，人们开始关注生活中一些被忽略的事情，赋予其意义，从而引出潜在的积极的故事线索。在来访者换成听众角色之前，外部见证人就准备好了大量的生活材料来支撑他们的回应。在这个时候，见证者的回应通常会围绕故事中潜在的积极线索。但有时候，见证者会更关注痛苦的内容，比如挫折和伤感。这时候咨询师需要提一些问题，引出那些痛苦表达背后隐含的来访者的价值、希望、梦想，等等。这一点很重要。比如，如果外部见证人被那些痛苦的故事吸引，就可以问问他们，来访者会为此而痛苦表明他内心中在乎什么。如果外部见证人被绝望的故事吸引，就可以问他们，这表明来访者对生活有什么样的希望和梦想。如果外部见证人哀叹来访者生活的空虚，就可以鼓励他们思考，为什么建立个人亲密感对来访者这么重要。

　　这个方法是基于雅克·德里达（Jacques Derrida，1973，1976，1978）的观点。尽管德里达关注的是对文本的解构，但我发现他的观点在治疗中也非常有用。德里达的基本思想是一个词、短语或者句子的意义与它们上下文中的词、短语或者句子是共存的——要说明一个词的意思，就必须说明该词与其所处的语境中所有其他东西的区别。在治疗语境中，要表达一种生命体验，就必须区分与其形成对比的其他体验。比如，要表达绝望，就必须能够区分与绝望不一样的体验——比如，生活中一种被叫作希望的体验。如果要表达痛苦，就必须和另外一种体验区分，比如生活中被解读为有价值的体验或者被珍视的体验。因此，痛苦可以被理解为一个人珍视的东西被亵渎了，或者持续的痛苦可以被理解为尽管有很多阻力，但当事人还是没有放弃自己珍视的东西。我在其他地方，对这个观点及其启发做过更详细的讨论。（怀特，2000，2003）

如果外部见证人讲述自己生活中更为痛苦的体验，咨询师可以在第三阶段（共鸣）的提问过程中，引出其中的含义。通过提问，让外部见证人有机会去探索，思考来访者的故事触动了他们内心深处所珍视的哪些内容。也可以通过提问引申出宣泄的含义，让外部见证人意识到自己被来访者的故事带到了不一样的地方，用超越痛苦的叙事方式思索自己的生命故事。

以下是外部见证的一段对话记录，帕崔克（Patric）和已经成年的儿子凯文（Kevin）多年关系不和，通过咨询，他们和好了。显然，父子能够和好这件事，对二人都非常重要。在听了他们的故事之后，罗杰（Roger）在外部见证过程中，重述了自己的痛苦。我通过提问，帮助罗杰理出他复述中隐含的内容。

罗杰：真正触动我的是帕崔克和凯文脸上的快乐。我看得出和好对他们俩意味着什么。我能看出两个人的感情。这也让我想到了我自己的一些非常痛苦的经历。（开始流泪）

迈克尔：你可以说一说吗？

罗杰：我和爸爸从来没有这么亲密，他很严厉。我从他那里得不到一点儿关爱。他要么对我横眉竖眼，要么根本无视我的存在。所以我从来没有体验到父亲的爱。一说起来这个，我就感到很痛苦。

迈克尔：你生活中有没有像父亲一样的人呢？

罗杰：没有。我也没见过爷爷，我完全不了解他们。

迈克尔：但你并没有放弃，是吗？

罗杰：没有，我想是没有。

迈克尔：我不太理解。既然没有人让你体验到不同的体验，是什么原因让你不接受你所经历的这一切？也就是说去接受这种习以为常的感受？

罗杰：我不知道。也许是内心的一种渴望吧，就是渴望和父亲交流。

迈克尔：那你知不知道是什么力量维持着这种渴望？有没有什么故事可以说明，你是怎么坚持这种感觉的？或者有没有什么东西鼓励你、支持你，使得你可以继续这种期待？

罗杰：鼓励？嗯……我想想看。妈妈在我很小的时候就去世了。妈妈的继母尽心尽力地照顾我。我记得读高中的时候过得不好，就想退学。外婆有一段时间找了一位家教给我，过了一段时间，情况好了。很神奇！

迈克尔：怎么个神奇法？

罗杰：我从没想过。但是你知道，帕崔克的一些事让我想到了我的家庭教师。说起来，他也是爱尔兰人，他对我很好，真的很好。啊！

迈克尔：我现在理解的是，你作为帕崔克和凯文的见证人，第一次公开讲这种渴望，也是第一次把这种渴望和爱尔兰家教联系在一起。

罗杰：对，是的。

迈克尔：这是一种什么感觉呢？

罗杰：好像我在说一件事的时候，看到了一些本来就一直在那里，但我却没有看到的东西。

迈克尔：这会带来什么影响吗？

罗杰：当然会。我看到了一直没看到的东西，我得多想想、多谈谈。这样做肯定会减少我的痛苦，现在就在减少！

　　通过这次治疗，罗杰内心中的渴望浮现了出来，获得了命名。他表达了自己的痛苦，他期望与成年男性建立关系，渴望得到其认可。在罗杰还是个孩子的时候，他的家庭教师对这份渴望给予了回应，并维持着罗杰的期望。认识到这一点，对罗杰个人的宣泄有着深刻的影响（图4.3描述了罗杰的复述）。对帕崔克和凯文而言，看到他们和好的故事对罗杰生活的影响，也丰富了他们父子关系的故事。

　　通过这种方式引出表述中隐藏的含义，叙事咨询师并不是要减轻人们对挫折和痛苦表达的强度，让人回避这些体验，或者用那些不那么烦恼的体验来取代它们。相反，咨询师是秉承了一种假设，认为人生故事是多面的，因此，在承认来访者的生命故事的同时，可以尝试探索那些更有利于故事丰富发展的方式。

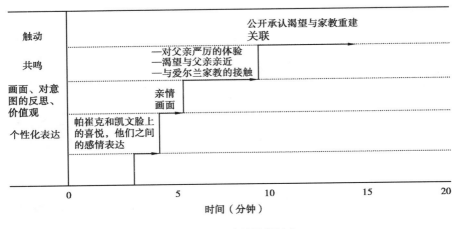

图 4.3 外部见证复述图（罗杰）

警　告

有时候，如果咨询师的立场/态度不够坚定，有可能无法承担起引导外部见证者回应的责任。当外部见证人对来访者的困境特别熟悉的时候，这种情况尤其容易出现。在这种情况下，我发现自己在复述一开始的阶段不那么积极，然后突然意识到，自己成了旁观者，在旁观一场不太利于来访者故事发展及个人共鸣的外部见证。

这种问题的原因，在于混淆了"内部知识"和"知道怎么做"。对特定生活情境和体验具有内部知识是一件事，但知道如何表达可以促进故事的丰富发展，有利于他人产生强烈的共鸣和康复，就是另外一件事了。引导复述方向，与尊重外部见证人的内部知识，两者并不矛盾，是可以并存的。

如果外部见证人是心理学专业人士，这种情况下咨询师也容易放弃引导外部见证人的责任。当外部见证人对界定仪式对话实践和四种提问的类型略知一二的时候，尤其如此。有时候我在这种情况下会放弃责任，结果发现，外部见证人慢慢开始运用以往的应对模式：将来访者的生活理论化、做假设，评估来访者的表达并根据专业知识进行诊断，形成对来访者问题的干预和治疗，或是根据心理学中常见的专业话语开始其他实践。

尽管我对这些现象提出警告，但这并非意味着我批评那些未经深思就对来访者的生活做出习惯化反应的外部见证人。事实上，要打破那些习惯化的反应是非常困难的。我也不是要质疑那些习惯化应对方式的有效性。我只是在强调，建立一个有利于故事丰富发展的语境，在界定仪式中特别重要。

但是有时候，咨询师也不必在界定仪式中扮演领导者角色。一旦外部见证人对这种复述传统有了深刻理解，咨询师可以扮演幕后角色，让外部见证人互相提问或者找一个见证组员来承担更多的责任。我发现当外部见证人非常熟悉这个复述传统之后，很快就不需要我引导复述过程了。

技术、匿名化与伦理

尽管在我描述的界定仪式案例中，外部见证人都是直接参加的，但在具体操作中并非必须如此。比如，电话会谈也可以实现另外一种形式的外部见证，当外部见证人因为种种原因无法亲自参加，或者来访者要求匿名的时候就可以这么做。

也可以运用录音、录像技术，帮助外部见证人对来访者的生活故事做回应，进行复述，再复述（当然，需要参与各方同意）。换句话说，咨询师可以与某位志愿做"远程"见证者的人见面，让他听治疗对话，对谈话中来访者的故事进行复述。这种会面可以录音或者录像，对外部见证人的复述做记录。这种录音、录像可以在下次来访者与咨询师会谈时放给他们，来访者听了录音或者看了录像之后，咨询师再引导他们做复述。这种方法可以在合适的外部见证人无法参加治疗会谈的时候，或外部见证人需要匿名化的时候使用。

关于匿名与否，对大多数参与者而言都不是问题。但是，在决定让外部见证人参加之前，需要清楚地告诉来访者整个外部见证流程和结构安排。还需要为来访者提供一个机会，让其可以与以往参加过这种仪式的人直接对话。另外，咨询师必须询问来访者，有没有哪些人是他们不希望在这个过程中出现的，需要向来访者说明，咨询师不会向外部见证人的候选人提供任何来访者的个人信息——见证者只能通过旁听来访者的倾诉，来了解他们的生活故事。另外，需要把团体咨询所遵从的保密原则告知所有参加者，这一原则在界定仪式过程中需要说明并严格遵守。

我的经验告诉我，极少有人在和我的咨询中拒绝直接邀请外部见证人参加。另外，凡是体验过这种过程的来访者，在之后的咨询中，如果他们面临选择：是单独和我咨询还是邀请外部见证人参加，他们毫无例外地会选择后者。往往人们很愿意和别人分享他们的生活故事，这时候保密和匿名的问题就显得不那么重要了。

有几次，我听到学界有同仁担心界定仪式活动可能与专业伦理相冲突。通过对照，我没有发现本章内容所描述的界定仪式与专业伦理守则相冲突。我的结论是：这些治疗活动与伦理守则是一致的。当然，如果读者担心这些活动与他们专业协会的伦理有冲突，就一定要仔细研读那些道德规范，并根据那些规范修改这些实践，这一点非常重要。

总　结

在本章内容中，我描述了界定仪式的治疗实践。这些实践有助于再现这种对来访者表达认可的传统，可以唤起来访者深深的共鸣，丰富故事发展，增强个人的主观能动性。这样一来，可以提供一个基础，让来访者可以进一步面对自己的困境和问题。

需要注意的是，咨询师刚刚开始尝试这种界定仪式的时候会感到有点不自然，可能会有点不舒服的体验。这种不自在的感觉，可能是因为他们所创设的这种对来访者表达认可的做法，与通常对来访者生活故事的治疗性回应非常不同。这种不舒服还可能与界定仪式中有多人参加对话，与当下通常一对一的治疗访谈不太一样有关。当咨询师打破一对一的治疗访谈，外部见证"认可"的效果慢慢呈现，在看到这些效果，看到这种治疗方式的重要性之后，这种不自在、不舒服的感觉自然会慢慢消失。

在我的职业生涯中，我见过各种各样的治疗活动，那些与界定仪式相关的活动，可能是最有力量的。我一次次地观察到，外部见证人的复述所达到的效果远远超过我作为一个咨询师所能达到的效果。在别的咨询师使用界定仪式的过程中，我也同样观察到这一点。可是这并不代表咨询师的贡献不重要。只有咨询师通过提问，引导外部见证人的复述，仔细监控那些重要的想法，才会让来访者产生共鸣。

5
重视例外事件

我们对生活的体验是非常丰富的，但我们只会为其中很小的一部分体验赋予意义。我们会经过高度选择，挑选出熟悉的生活故事，给它们赋予意义。但更多的日常生活体验只会在我们的意识屏幕上一闪而过，坠入历史的虚空。这些被忽视的体验往往与我们生活中的主要故事"不一致"（out-of-phase），因此我们不会注意，自然也就不会为其赋予意义。可是，这些"不一致"的体验有可能很重要，在合适的条件下，它们将会成为"例外事件"（unique outcome）或者"例外"（exceptions）。探索这种"不一致"的生活体验，可以打开一扇大门，开启人们新的生活故事。

为了开发这种新的故事，咨询师需要帮助来访者呈现那些被忽视的生活经历。在探讨这些新的故事线索，为其赋意的过程中，咨询师往往扮演引导者的角色。在这种情况下，咨询师会努力说服来访者这些生活体验的重要性，咨询师成为来访者生活故事的第一作者。这有一定的风险，有可能咨询师会把自己的理解强加给来访者，还会把咨询师放在治疗对话的中心，进而关闭了咨询师与来访者合作的大门。

重视例外故事的治疗性对话，主张咨询师不要把自己放在中心位置，让来访者做自己生命故事的第一作者。这些对话帮助来访者根据他们自己的经验感受，来呈现他们的生活经历；帮助来访者描述和反思这些体验。来访者往往会觉得这种做法很新奇，因为以往他们都是被动地接受他人为自己的生活赋意，被动地由他人来设定自己的立场。除此之外，重视例外故事的对话可以为来访者提供一个表达自己生活意愿的机会，帮助他们再次熟悉那些自己生命中所珍视的东西。这就可以为他们提供一个平台，以便更好地面对他们的问题、困境和难题。

彼得和楚狄

有一个单亲家庭的孩子，14岁，名叫彼得（Peter），他的妈妈楚狄（Trudy）和介绍他们来找我的咨询师米兰妮（Milanie）陪同他一起前来咨询。米兰妮在拘留所工作，我们咨询期间，彼得正在她工作的拘留所羁押。彼得年龄不大，进拘留所的次数却不少，这只是其中的一次。大多数情况是因为他破坏财物，有时候因为打架或者小偷小摸。彼得在生活中遇到不顺心的事情就会变得很狂躁，会做出恐怖的破坏行为，这个习惯已经很久了。

为了让彼得为自己的行为负责，为了让他认识到那些行为的严重性，他周围的人做了很多努力，但是都没有效果。彼得对这些努力置若罔闻，这使得那些想帮助他的人开始觉得他根本不能反思自己的生活，在承担责任方面更是无能为力。他们认为彼得只能思考眼前的事儿，没有抽象思考的能力。

可是米兰妮注意到，彼得生活中出现了一个耐人寻味的改变：在拘留所里，有一次他遇到麻烦，他没有打人毁物，而是选择了走开，去健身房，处理得还不错。因为通常在这种情况下，彼得会非常狂躁，米兰妮觉得他这次对挫折的应对非常重要。同时，她也意识到，彼得的这种做法很容易就会消失，她希望通过邀请我做咨询，为这件事赋予意义，为彼得开启新的人生故事线。米兰妮还期望，通过此次咨询，彼得能够在此基础上进一步发展类似的行为。

米兰妮对这次咨询的最后一个期望是改善彼得与妈妈的关系，母子二人的生活状况已经严重破坏了他们的关系。目前，当地政府奖励了楚狄一套房子，她可以在彼得拘留期满释放之后给他提供一个家，这可能是改善母子关系的最佳时机。

米兰妮欣赏彼得遇到挫折"走开"的举动，认为这个举动可能会打开彼得新的生活故事的大门，这让我颇有同感。显然，她对这次咨询的安排也得到了彼得和楚狄的认可。所以我问彼得和楚狄可否就彼得最近的这次举动问几个问题时，就有了下面的对话：

楚狄：米兰妮告诉了我这件事，当时我觉得很受鼓舞。所以我们已经讨论过这件事了，我不知道还有什么好说的。可是有一天彼得又出了一些状况，情况又变得很糟糕了。

迈克尔：米兰妮提到了最近的这次状况，我很欣赏你对此的关注。可是据我了解，这种状况对彼得而言挺常见的，但是遇到挫折离开的这种做法，在彼得的生活中似乎不那么常见。

楚狄：啊，是啊，确实如此。不大一样。肯定是不一样。

迈克尔：正因为它不一样，所以我想多了解一点。我想问你和彼得几个问题，以便多了解一点儿情况。

楚狄：好的，我想这会很有意思。

迈克尔：彼得，你同意这件事有些不一样吗？在遇到麻烦时离开那个场景的行为（有些不一样）？

彼得：是啊。

迈克尔：你愿意在这个问题上探索得更深一些吗？

彼得：不介意啊。

迈克尔：还有什么其他的事情，是你更乐意探讨的吗？

彼得：没有了。

迈克尔：好的。彼得，你的妈妈刚才说，这件事令人鼓舞。这是她所说的，你认可吗？或者对"遇到麻烦时离开那个场景"这件事你有着不同的看法？或者是想要说不同的话？

彼得：没有。

迈克尔：没有什么？

彼得：我妈妈说的是对的。

迈克尔：也就是说，你也这样认为？你的变化是令人鼓舞的？

彼得：是啊，我赞同。

迈克尔：你为什么说这是令人鼓舞的？

彼得：我不知道。也许是因为这一次我没有陷入那么多的麻烦吧。

迈克尔：我了解到，你当时非常生气，你本来会做点什么的。是什么使你这一次没有陷入那么多的麻烦呢？

彼得：离开那里，就是这样。

迈克尔：如何命名你的这个行为呢？"远离麻烦"这个词如何？

彼得：是的。我当时心想，"谁想惹麻烦呢"？

迈克尔：这次行为不同的原因，是你当时认为自己不想惹麻烦，这个想法使得你……

彼得：我认为是退了一步。

迈克尔：退了一步？

彼得：是啊，这次我让步了一点点儿。

迈克尔：因此，这包含了三件事：让了一步，认为自己不想惹事儿，远离麻烦。

彼得：是啊，就是这样。

迈克尔：能对你"认为自己不想惹事儿"多讲一点儿吗？

彼得：我只是忽然想到的。

迈克尔：你当时有什么感觉？

彼得：头脑非常热。

迈克尔：你感觉头脑非常热，但你仍然可以让一步，把事情想清楚。

彼得：是的，我并没有失控。

迈克尔：你没有失去什么？

彼得：保持头脑冷静，我没有失去对心的控制。

迈克尔：好的，我们总结一下所有的事情，后退一步，把事情想清楚，认为你并不想惹事儿，保持头脑冷静，没有失去对心的控制，并远离麻烦。

彼得：是的，确实是这样。

迈克尔：这样做使得你如何呢？

彼得：你的意思是指什么？

迈克尔：你保持了头脑冷静，这将会发生什么呢？

彼得：嗯，我保留了我的特权。

迈克尔：什么特权？

彼得：周末可以离开。我可以去上金属加工课。我不必去接受辅导。

迈克尔：好，还有别的吗？

彼得：可以看电视，可以健身。

迈克尔：我开始明白"后退一步，把事情想清楚，认为你并不想惹事儿，保持头脑冷静，没有失去控制，并远离麻烦"对你意味着什么了。

彼得：是啊，这次我没有毁坏任何东西，没有发疯破坏任何物品。

迈克尔：对不起，你能再说清楚些吗？

迈克尔：我没有像以前那样毁坏东西、破坏物品。

迈克尔：你能告诉我，你是怎样做到的吗？如何做到没有毁坏东西，并且保留了你的特权。

彼得：也许，也许是……我不知道。

迈克尔：你刚刚说"也许"，在你说"也许"这个词时，你在想什么？

彼得：嗯……也许我正在寻找一条我想走的路。

迈克尔：这是你做到这件事的一部分原因吗？

彼得：我想应该是的。

迈克尔：我认为这一切并不是突然冒出来的——后退一步，把事情想清楚，认为你并不想惹事儿，保持头脑冷静，没有失去控制，远离麻烦，寻找道路。你还能想到促使这件事发生的其他事吗？

彼得：哪些方面呢？

迈克尔：在这件事发生之前的一些事情，任何可能导致这件事发生的事件，或许某些事会促使你作出这样的决定，或许某些事为你远离麻烦做了铺垫？

彼得：呃……或许真的有些事情吧，但是我现在想不起来了。

迈克尔：关于这个问题，我可以问问你妈妈吗？

彼得：好吧。

迈克尔：楚狄，我们刚刚谈论彼得的变化。我们也讨论了促使彼得变化的原因。你能想起引起他变化的事情吗？或者是你注意到彼得其他的一些变化，没准儿这些事使得彼得做好了准备，才有了那一次行为上的变化。

楚狄：我只知道，像彼得经常干的那些出格的事一旦发生，后果会很严重。触犯法律会导致你被关起来，有了被关的经历还触犯法律，只会更糟糕。我只能告诉你，彼得已经被关起来好几次了。他看起来根本没有驾驭自己生活的能力。他看起来无法承担责任。

迈克尔：我理解你非常担心彼得，担心在他身上发生的一切，包括他所做的一些出格的行为。

楚狄：确实是这样。

迈克尔：这些担忧对你有什么影响呢？这些担忧是如何影响你的生活的？

楚狄：我可以告诉你，我时常为他的所作所为失眠。

迈克尔：你因为这些失眠？是什么导致的，是焦虑还是……

楚狄：没错，是焦虑，这是一直存在的事情。

迈克尔：焦虑对你的影响是……

楚狄：这些压力使我失去了快乐。

迈克尔：这些使得你和彼得之间很难……

楚狄：很难相处。的确是这样。

迈克尔：和睦相处是非常重要的，对于……

楚狄：对我来讲，和睦相处是我一直想要的，我一直希望这样。如果只能要求一件事，和睦相处就是我要的。

迈克尔：谢谢你，楚狄。我了解了对于你而言，什么是最重要的，如果可以，我们现在就到这里吧？

楚狄：当然可以。

迈克尔：彼得，你帮助我了解了你离开麻烦的过程，但是在关于是什么使得你有这样变化的问题上，我们被打断了。一会儿我想重新回到这个话题，看一看是什么使得你有这样的变化。但是现在我更感兴趣的是想知道，你怎么看这些变化？

彼得：呃……我不知道……

迈克尔：对于发生的一切，我们已经有了一张清单，后退一步，把事情想清楚，认为你并不想惹事儿，保持头脑冷静，没有失控，远离麻烦，寻找道路。对于这件事我还列了另外一个清单：使得你保留了特权，避免发狂，毁坏东西。这些是你喜欢的吗？当你发现这些变化时，你是否高兴？

彼得：我想这些变化挺好的。

迈克尔：好，好，好。"好"有很多很多种。这是哪一种好呢？对谁好呢？你觉得这件事是对你有益，对你妈妈有益，还是对看守所的人有益？

彼得：这是积极的。

迈克尔：对谁来说是积极的？

彼得：对我来讲是积极的。

迈克尔：对你来讲是积极的。你能讲一下哪些方面是积极的吗？

彼得：可以，这使得我感觉很舒服。

迈克尔：你了解为什么这个变化使得你感觉舒服吗？

彼得：因为有了一些成果。

迈克尔：是取得了一些成果的感觉，为什么这些成果对你这样重要？

彼得：因为我可以为我的人生做些事情了，我可以说一些我想说的话，做我想做的事情。

迈克尔：你表达得非常清晰。

彼得：是啊。我知道我有能力去促使一些事情发生。如果事情还没有结果，只要知道如何做，我就有能力为实现它做些事。

迈克尔：这对你来说是一项成就，你可以拥有自己人生发展方向的发言权，这对你来说一直都很重要，是吗？

彼得：我认为是这样的。是的，我认为以前就是这样。至少有一年，甚至是更长的时间。

迈克尔：彼得，我想问问你的妈妈，看看她对这件事的看法，你愿意吗？

彼得：当然，开始吧。

迈克尔：楚狄，这是我目前所了解到的。后退一步，把事情想清楚，认为他并不想惹事儿，保持头脑冷静，没有失去控制，远离麻烦，寻找他所希望的人生道路，这是目前的进展。同时这避免他发狂，毁坏东西，并免遭取消特权的惩罚。例如周末离开拘留所、去上金属加工课、看电视、去健身房。当我问彼得，什么是令他最开心的，我了解到：他认为自己取得了一些成就，因此感觉非常好。我还了解到，可以拥有自己人生发展方向的发言权，对他目前而言意义深远。请你回顾一下，你将如何看待彼得的这一变化？

楚狄：我不得不说，这是他在努力去掌握自己的命运。而且，在很长一段时间里，我们都没有发现他的努力。

迈克尔：掌握自己的命运，彼得，这是你一直在做的吗？

彼得：是的，我一直在做这件事。

迈克尔：楚狄，你觉得彼得在"掌握自己的命运"这一变化，对彼得而言有什么意义？对此你有何感受？

楚狄：嗯，这会提升彼得的生活质量，将使他脱离拘留所的生活。

迈克尔：在哪些方面提升他的生活质量呢？

楚狄：正如我所说的，使他脱离拘留所的生活。

迈克尔：没有其他的吗？

楚狄：会在很多方面提升彼得的生活质量。

迈克尔：例如？

楚狄：嗯，虽然彼得做了一些错事，但我一直明白，他有着自己的天赋。他一直对东西是如何运转的，有着浓厚兴趣。我可以告诉你，他经常将东西拆开，然后再组装起来，进而去熟悉它们。如果彼得能够掌握自己的命运，有些事对他来说就是信手拈来的了。如果他不出生在这样的家庭，他完全可以比别人发展得还要好，他可以找到一份不错的工作，他可以为自己的人生发展找到更广阔的空间。

迈克尔：彼得，如果你掌握了自己的命运，对你而言意味着什么呢？

彼得：那将是非常积极的。

迈克尔：我知道，你已经回答了这个问题。但我希望你说得更详细一些，"非常积极的"具体是什么呢？我一再问这个问题，是因为你的变化，可能不只是要掌握自己的人生，或许还有其他的意义。

彼得：我不知道。我只知道，看到自己控制了事情的发展，我感到很高兴。我很开心自己可以促使事情按照我的意愿发展。

迈克尔：很开心可以促使事情按照自己的意愿发展，你希望发生什么呢？

楚狄：有一件事是可以确定的，他将感到生活非常舒适。

迈克尔：彼得？

彼得：是的，将非常舒适。

迈克尔：好的，我更加明白你近期的变化对你意味着什么了。它将使得生活更加舒适，看到你希望的、想要的事情发生，你感到非常快乐。我还有一个问题：看到这些你为什么这么开心？

彼得：呃……我不太清楚。

迈克尔：我可以问一下你的妈妈吗？

彼得：好的，你随意问。

迈克尔：楚狄，彼得认为自己变得能够掌握自己的将来，是非常积极的一件事，对此你有什么看法。

楚狄：他已经有能力自己去促使事情的发展了，同时，他也有了这个权利。

迈克尔：他有了什么权利？

楚狄：他拥有了掌握自己人生的权利，他有权利拥有自己的空间。每个人都拥有这个权利，但彼得这个权利被剥夺了。我知道，彼得的权利被剥夺了，他从来没有拥有权利的机会。

迈克尔：彼得，对此你有什么想法？你的妈妈认为，这个变化对你来说是积极的，因为你有了支配自己人生、拥有自己空间的权利。这对于你而言恰当吗？

彼得：是的。

迈克尔：你为什么觉得这是恰当的？

彼得：因为当我是孩子时，我没有拥有权利的机会。

迈克尔：发生了什么事情吗？

彼得：哦，和继父生活的日子非常难挨。

迈克尔：他从你那里把权利都剥夺了？

彼得：是的，全部。

楚狄：我不得不说，对此我感到非常难过，因为是我将这一切带进了彼得的生活。我将那个男人带进了我们的生活，导致了这一切的发生，我就像个同谋，导致了这一切的发生。天啊，那是多么糟糕的经历啊，对此我将永远感到内疚。因为这件事，我十分愧疚，几乎崩溃。

咨询进行到这里，我明白在这次相对简短的咨询访谈中，我们已进行得比较深入了。访谈的切入点是彼得近期的例外行为——"离开让其受挫的环境"。我初次与楚狄、彼得探讨这件事情时，楚狄认为：这个问题已经谈过了，没有什么需要再讨论的。但是他们二人还是很乐意回答我提出的关于这一行为的问题。

这次由我发起的访谈咨询的结果表明，彼得"离开让其受挫的环境"这一行为，是十分值得探讨的，彼得的这一自主行为意义重大。对他而言，这一行为有着重要的象征意义，象征着他掌握自己命运的抱负，以及生命中自己所拥有的珍贵财富——掌握命运、拥有自己空间的权利。对于这一抱负，他先前从未有发言权，也许他在以这种方式强调他的生命价值。

例外事件

叙事治疗中，彼得这种远离麻烦的行为可以被当作"例外事件"或"特殊事件"。我借用了欧文·戈夫曼（Erving Goffman,1961）对"例外事件"的定义：在"任何人所处的任何社会阶层……'例外事件'这种现象虽然会出现在每个人身上（经验建构），但随着时间的流逝，它们会被忽视，这成了社会成员的基本共识"。（p.127）彼得这种远离麻烦的行为可以看作"自主决断力"。这种表现也是一种"例外事件"。这些"例外事件"在人们的生活里比比皆是，但它们中的绝大部分会被忽视，并由此消失。我认为，当一个人97%的自主决断力都没办法发挥作用，只有3%可以发挥作用的时候，人仍然可以拥有一个比较好的生活；但当一个人98%的自主决断力不能发挥作用，仅有2%在起作用的时候，他的生活质量将会相对差一些。我由此推断：作为心理咨询师，当我们与来访者探讨其问题、困境时，我们应当发现、鼓励、支持来访者那偶然冒出的"例外事件"，支持并维护那1%的自主决断力，使之发挥作用，以此提高来访者的生活质量。

咨询中，当"例外事件"开始出现，我习惯去探讨这些不同的选择，使它们看起来"更重大"。这为探索例外故事的对话奠定了基础，来访者有机会去识别、进一步发展其人生目的，探索其赋予生活的价值。可是，从命名"例外事件"到理解这一"例外事件"所代表的意义（即来访者的人生目的及其生活的价值）之间，仍有着很远的距离，咨询师的工作就是帮助来访者逾越这一距离。在我与楚狄、彼得的咨询访谈中，可以选用另一个版本的立场声明地图（见第1章），帮助他们逾越这两点之间的距离。

立场声明地图 II

这一立场声明地图中的询问方式与上一版本的问话基本相同。不一样的是，上一版本的立场声明地图，强调的是对来访者自身问题、所遇困境的外化，而这一版本，外化的重点在"例外事件"上，由此为来访者提供一种新的人生道路，这将是与来访者以往所经历的那种充满麻烦与问题的生活故事不一样的人生道路。根据这一版本的立场地图所做的治疗性会谈，可以为第2章所讨论的改写对话提供基础，呼应来访者的生活目标及其对生命价值的理解。咨询师可以询问关于行动蓝图的问题，鼓励来访者重新审视自己的历史，表达出他们自己的理解。

　　参加过我的培训的人们不断地给我一些积极的回馈，他们认为这种形式的问答有助于他们以第一作者的身份去改写自己的人生剧本，令那些被忽略的积极方面变得有意义。当来访者确实成为自己生活的作者时，他们往往会进入一种"更有说服力的模式"，他们的反应主要是提供肯定性的证据，指出积极的方面，尝试重新解释自己的生活经验。这种立场声明地图可以有效帮助咨询师采取一种"去中心但有影响力"的方式进行咨询访谈。因为咨询师努力帮助来访者采取一种为自己做主的立场，所以说这是一个"去中心"的参与；而咨询师通过提问，为来访者提供探讨其生活变化的框架，进而提供新的例外事件，所以说它是有影响力的参与。这种结构的访谈主要由下面四种提问方式构成。

第一类提问：商讨一个独特的、接近体验的"例外事件"的名

　　在第一阶段，咨询师将访谈聚焦在对来访者有重要意义的"例外事件"上。在讨论这一问题时，来访者需要用接近自己体验的语言对"例外事件"进行更详细、更深入的说明。我强调这一点的原因在于：不同的人是不可能以完全相同的方式来理解或接受某一种生活变化的；在一个人的不同发展阶段，也不可能有完全相同的变化。无论是个人成长，还是历史发展，一种发展历程是不可能被完全复制的。

在彼得和楚狄的访谈初期，彼得离开"让其受挫的场所"的自主决断力被定义为"远离麻烦"，进而随后一系列的事情也有了意义，包括"后退一步""想一下谁需要它"。在这里，我没有操之过急，而是让彼得不断澄清他这样做的意义，从而使这件事得到了丰富、具体化的描述。例如，当我询问他所说的自己"不想惹麻烦"这句话的含义时，他回答的是要"把事情想清楚""保持头脑清醒""没有发飙"以及"寻找出路"，直到最后，楚狄将这一行为定义为"掌握自己的命运"。

这种看似浪费时间的对话，可以使这个"例外事件"得到进一步的描述，并且能发掘出这种"例外事件"更深层的内涵。这有利于为这一"例外事件"找到一个更贴近彼得生活体验的、可靠持久的命名。

这个对楚狄和彼得意义深远的例外事件，是在近期发生的。但咨询师需要注意，不要将这种例外事件局限在已经发生的事情，这种"例外事件"也会在当下发生，例如下面的一个案例：

在我主持的培训课程中，我见到了狄龙（Dillon）和他的家人，学员们是作为"嘉宾"来参加的。狄龙一家听过本次会议的简要介绍，并决定要来。狄龙是个15岁的年轻小伙子，在他的生活中总是充满麻烦。在狄龙再次惹上麻烦之后，他几乎要被赶出家门了。虽然他同意进行这次访谈，但我看不出他对此有一点儿热情，我再次跟他确认他是否充分了解了咨询的情况，他给了肯定的回答。但是随后他又用一种憎恨的语气说："那些人到底是谁？"他说这句话时候用了陈述的方式，但这实际上是一个问句。

我抓住这个机会，询问狄龙他想了解这些与会者的哪些方面。他粗暴地回答："他们的业余爱好。"我介绍了这些与会者的爱好，然后问狄龙在这些爱好里面，有哪些他自己也喜欢。他说听到骑马、幽默时，自己很受吸引。随后，我了解到，他在以这样的方式，邀请这些嘉宾做自我介绍。狄龙这样做了，但是他不知道该如何命名自己这一行为。于是我开始询问他的家人，他妈妈说狄龙的做法就是在"搭桥"，她对此感到十分吃惊，因为她在近五年时间里都没有看到儿子有这样的表现了。接下来，狄龙接受了妈妈的这一命名——这件事对他来说是接近其生活体验的"例外事件"——这件事为帮助他找到并丰富另外一个生活故事提供了切入点。

第二类提问：描绘 "例外事件" 的影响

第二阶段的谈话重点在于找到"例外事件"的影响，这可以涉及对来访者生活的影响，对其家庭、亲友关系的影响，对其工作环境、人际关系的影响，对同学关系的影响，对与同龄人、朋友关系的影响；等等。还可以包括"例外事件"目前在这些生活领域中所带来的潜在影响，以及对来访者未来有可能产生的影响。此外，在这一阶段，重点关注那些"例外事件"所导致的生活变化。

在与楚狄和彼得的咨询访谈里，立场声明地图的第一步和第二步提问和其他的访谈有些不一样，二者的相互关系不是十分明确。但结合那些已经被表达出来的"例外事件"的影响，我了解到，这可以使彼得保留特权，包括周末离开拘留所、去上金属加工课、看电视、去健身房的时间，以及避免彼得发狂，破坏东西，进而探讨了这件事可以使彼得提升自己的生活质量，离开拘留所，拥有他自己生活、发展的空间。

这样的询问将"例外事件"带入一个发展过程当中，随着时间的推移展开——将这件事纳入来访者的人生故事里。这使得"例外事件"的意义得到强调和巩固，不再归因于好运气、反常，或是完全由于他人造成。

第三类提问：评估"例外事件"及其影响

这一阶段，咨询师需要帮助来访者评估所发生的"例外事件"及其所带来的影响（或可能带来的影响）。与第1章所说的立场地图一样，评估工作可以由一些问题导入：你介意这些发展变化吗？你对于这些变化有什么感受？这些变化对你来讲好吗？你对这些发展持什么立场？你对我们探讨的这一切，抱持什么样的态度？这种变化是积极的还是消极的？还是两者都有？或者是两者都没有？还是介于两者之间？

这样的提问使来访者不得不停下来，去认真思考，反思其生活中的"例外事件"。再次确认、讲述"例外事件"，对这件不常出现的事情做一个判断。很多人发现这是一个十分新奇的经历，因为这些变化与他们所熟悉、所了解的一切不一样。另外，这个经历之所以新奇，还因为这样的发展常常会得到他们的肯定。以下是在与楚狄和彼得的咨询访谈中的节选，这两段节选表明我是如何提问，引导来访者反思其经历，并对"例外事件"作出评估的。

案例节选一

迈克尔：对于发生的一切，我们已经有了一张清单……对于这件事我还列了另外一张清单……这些是你喜欢的吗？当你发现这些变化时，你是否高兴？

彼得：我想这些变化挺好的。

迈克尔：好，好，好。"好"有很多很多种。这是哪一种好呢？对谁好呢？你觉得这件事是对你有益，对你妈妈有益，还是对看守所的人有益？

彼得：这是积极的。

迈克尔：对谁来说是积极的？

彼得：对我来讲是积极的。

迈克尔：对你来讲是积极的。你能讲一下哪些方面是积极的吗？

彼得：可以，这使得我感觉很舒服。

迈克尔：你了解为什么这个变化使得你感觉舒服吗？

彼得：因为有了一些成果。

案例节选二

迈克尔：彼得，如果你掌握了自己的命运，对你而言意味着什么呢？

彼得：那将是非常积极的。

迈克尔：我知道，你已经回答了这个问题。但我希望你说得更详细一些，"非常积极的"具体是什么呢？我一再问这个问题，是因为你的变化，可能不只是要掌握自己的人生，或许还有其他的意义。

彼得：我不知道。我只知道，看到自己控制了事情的发展，我感到很高兴。我很开心我自己可以促使事情按照我的意愿发展。

迈克尔：很开心可以促使事情按照自己的意愿发展，你希望发生什么呢？

楚狄：有一件事是可以确定的，他将感到生活非常舒适。

迈克尔：彼得？

彼得：是的，将非常舒适。

考虑到这种过程的新奇性，咨询师在开始这一阶段的咨询时，有必要先总结一下上一阶段的访谈，简要总结一下"例外事件"所带来的主要影响。我将这一总结工作看作是"编者按"，以便在来访者回答关于评估"例外事件"的提问时，给其提供一些线索。例如，在与楚狄和彼得的咨询访谈中，在提出那一连串关于评估"例外事件"的问题之前，我先总结了一下我所了解到的，以及我所认为的这一"例外事件"的重要意义："对发生的一切，我们已经有了一张清单：后退一步、把事情想清楚、认为你并不需要它、保持头脑冷静、没有失控、远离麻烦、寻找道路。对这件事我还列了另外一张清单：使得你保留了特权、避免你发狂、不毁坏东西。这些是你喜欢的吗？当你发现这些变化时，你是否高兴？"

在这一阶段的咨询中还有另外一个主题，那就是确保来访者的主动性，保障他们对自己目前所处的纷乱复杂的情形有发言权。因为在该阶段，咨询师往往会认为，来访者对"例外事件"的评估都是积极的（但有可能不是这样），将咨询引入到自己的假设上，提早结束了这一阶段的探讨。

第四类提问：论证评估

在第四阶段，主要是探讨来访者"为什么"会做出这样的评估。鉴于先前的咨询过程，这一阶段的探讨可以由这样的提问来导入：你为什么喜欢这样的变化？你为什么对这些变化有这样的感受？你为什么对这些发展持这样的立场？探讨也可以先邀请来访者讲一个故事，从这个故事中看出原因：你可以讲一个你生活中的故事吗？也许这个故事会让我明白为什么你对这个"例外事件"持这样的立场？在你的成长中，有什么可以与你的爸爸、妈妈、兄弟姐妹分享的故事吗？或许这些故事会给我们一些启示，让我们明白你为什么对这样的变化如此高兴。以下的节选可以说明这一阶段的咨询过程。

案例节选一

迈克尔：你了解为什么这个变化使得你感觉舒服吗？

彼得：因为有了一些成果。

迈克尔：是取得了一些成果的感觉，为什么这些成果对你这样重要？

彼得：因为我可以为我的人生做些事情了，我可以说一些我想说的话，做我想做的事情。

迈克尔：你表达得非常清晰。

彼得：是啊。我知道我有能力去促使一些事情发生。如果事情还没有结果，只要知道如何做，我就有能力为实现它做些事。

迈克尔：这对你来说是一项成就，你可以拥有自己人生发展方向的发言权，这对你来说一直都很重要，是吗？

彼得：我认为是这样的。是的，我认为以前就是这样。至少有一年，甚至是更长的时间。

案例节选二

迈克尔：好的，我更加明白你近期的变化对你意味着什么了。它将使得生活更加舒适，看到你希望的、想要的事情发生，你感到非常快乐。我还有一个问题：看到这些你为什么这么开心？

彼得：呃……我不太清楚。

迈克尔：我可以问一下你的妈妈吗？

彼得：好的，你随便问。

迈克尔：楚狄，彼得认为自己变得能够掌握自己的将来，是非常积极的一件事，对此你有什么看法。

楚狄：他已经有能力自己去促使事情的发展了，同时，他也有了这个权利。

迈克尔：他有了什么权利？

楚狄：他拥有了掌握自己人生的权利，他有权利拥有自己的空间。每个人都拥有这个权利，但彼得这个权利被剥夺了。我知道，彼得的权利被剥夺了，他从来没有拥有权利的机会。

迈克尔：彼得，对此你有什么想法？你的妈妈认为，这个变化对你来说是积极的，因为你有了支配自己人生、拥有自己空间的权利。这对你而言恰当吗？

彼得：是的。

迈克尔：你为什么觉得这是恰当的？

彼得：因为当我是孩子时，我没有拥有权利的机会。

迈克尔：发生了什么事情吗？

彼得：哦，和继父生活的日子非常难挨。

迈克尔：他从你那里把权利都剥夺了？

彼得：是的，全部。

与评估环节一样，在这一环节开始前，也需要咨询师做一段总结。这种总结可以起到抛砖引玉的作用，帮助来访者更好地回答咨询师的问题，保证咨询的圆满结束。正如我在第1章所提到的，我认为在咨询过程中提问"为什么"是非常有效的。例如，彼得在回答这个问题时，表达了自己希望掌握自己命运的抱负。这种开放性提问，可以使来访者畅所欲言，更深入地解读自己下一步的发展以及自己所赋予生活的人生意义。在回答这一系列"为什么"的过程中，彼得对"有权掌握自己的命运"有着较高的评价，而这正是咨询中彼得需要发展的。这些正在生成的抱负、价值观念与彼得的自我认同相吻合。这和彼得以往所熟悉的、占主导地位的、消极的自我认同是不一样的。

意向状态理解为后期咨询进行改写对话提供了切入点，例如，来访者经过该阶段的咨询，他们将重新反思自己的人生事件，这将使其确信并巩固他们对"例外事件"的理解和认识。这正是我在第2章里面提到的"行动蓝图"的问题。

需要注意的是，在评估阶段，不要期望得到迅速、及时的回馈。事实上，来访者在这一阶段时常回答"我不知道"。这很有可能是由于在来访者生活的文化氛围中，大家对"生活的意义"有着一样的理解和认同，因此来访者在咨询中很少关注这一方面，尤其是对自己所期望的生活。因此这类问题，对来访者是一个比较大的挑战。

来访者回答"不知道"时，咨询师需要给来访者提供更多的支持，帮助其找到答案。这种帮助的形式是多种多样的。除了帮助来访者总结前阶段的问题，咨询师还可以引导来访者思考"例外事件"的主要影响，以及他们对这些影响的评价。这些都能够为来访者提供有力依据，以回答这一系列"为什么"。

还有一个帮助来访者面对这些问题的方法，咨询师可以告诉来访者其他人是如何回答类似问题的："大概在六周之前，我接待了一对夫妻，他们的矛盾已经影响到了夫妻关系，不过他们还是摆脱了这个矛盾。这对夫妻对'例外事件'有着很大兴趣，当我问到为什么时，他们告诉我是因为……不知道这对夫妇的案例对你有没有启发，或者你有着和他们完全相反的原因？"其他人的回答，可以给来访者提供一个信息，使他们明白：他人在生活中会发展自己的立场，在相同的发展过程中，人们可以有着不一样的立场。

我在第1章里谈到过，如果来访者是孩子，在咨询中回答"不知道"时，可以采用"猜谜游戏"的方式来推动咨询进展。孩子的父母、兄弟姐妹也可以加入到这个游戏环节，一起猜一猜孩子为什么会对这一发展变化有这样大的兴趣。咨询师来提供可供选择的答案，然后孩子来猜测到底是哪个答案更接近自己的想法。如果有合适的答案，看一看孩子会选择哪些词语来回答"为什么"这一问题。如果没有合适的答案，那就邀请孩子来给出答案。这种游戏通常会帮助孩子自己找到原因。

这四种提问为来访者描绘出一幅地图，展示着他们的人生发展轨迹，并为他们今后的发展标明了不同的方向，以供其选择；同时，地图也指明了咨询的发展方向。这种语境中的提问，所有这些变化所带来的意义都是商讨出来的，并且被赋予了重要意义。随着咨询的不断深入，其意义不断发展、丰富，来访者就越感兴趣。曾经被忽视、被认为是微不足道的事情竟有着如此大的影响，这使得来访者更积极地参与到访谈中来。

为了更好地说明"立场声明地图"，我描绘了咨询进展的流程图。但是，在实践中，完全符合线性关系的咨询是很少出现的。整理来访者在一个层面的回答，能够帮助来访者进一步修正或扩充一些细节，有助于来访者更好地回答其他层面的问题。

图5.1和5.2是彼得在咨询过程中所呈现出的"立场声明地图"。

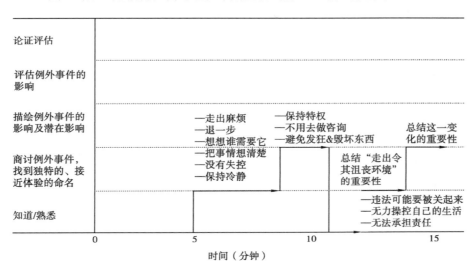

图 5.1　凸显例外事件的对话图式（彼得）

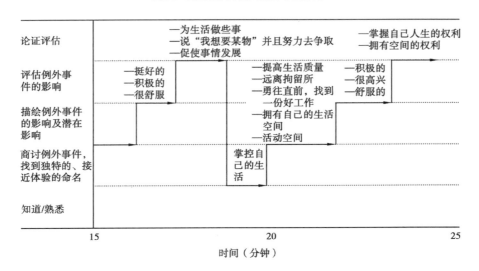

图 5.2　凸显例外事件的对话图式（彼得）

221

咨询进行中的"立场声明地图"

当来访者在咨询治疗过程中出现主动行为时，咨询师用第二版"立场声明地图"进行咨询，把它们作为"例外事件"巩固下来。

在楚狄和彼得的咨询中，彼得清楚地表达出自己掌握自己命运的权利被继父剥夺了，楚狄则对此感到深深自责，觉得自己是"帮凶"，对此内疚得几乎崩溃，这时，我运用了第二个版本的"立场声明地图"来推动咨询。在楚狄的这些回馈中，我可以推测出两种可能的例外事件：第一，楚狄已经认识到，对于彼得的那些遭遇，她负有一部分的责任；第二，她并没有因内疚而崩溃。

我选择与彼得谈论其母亲的这一表现。首先，询问彼得认为"母亲拒绝因内疚而崩溃"会产生怎样的结果，以及他对这个结果有什么看法（他认为这对他的生活有利）；其次是他如何理解母亲认为自己是"帮凶"这一想法。我根据上面提到的四种提问方式来发问：彼得为母亲这一行为命名（承认错误、诚实），讨论其可能产生的影响，评估这一影响，在楚狄的帮助下调整自己的评估（彼得十分强调这有助于自己安全感的建立）。楚狄认识到对儿子所遭受的痛苦经历，自己是负有责任的，同时，她的经历对彼得的生命也意义深远。

以下展示了咨询中我与楚狄、彼得的部分对话，以此说明在咨询过程中，我是如何运用第二个版本的"立场声明地图"的，后面的图（图5.3）是这次咨询的说明图。

楚狄：我不得不说，对此我感到非常难过，因为是我将这一切带

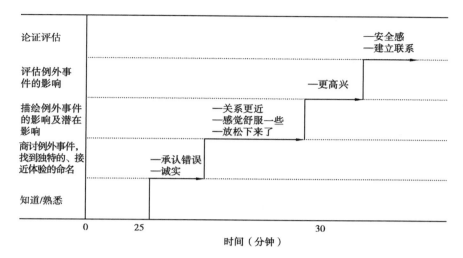

图 5.3　凸显例外事件的对话地图（彼得）

进了彼得的生活。我将那个男人带进了我们的生活，导致了这一切的发生，我是导致这一切的同谋。天啊，那是多么糟糕的经历啊，对此我将永远感到内疚。因为这件事一度我十分愧疚，几乎崩溃。

迈克尔：彼得，妈妈说因为把那个男人带进你的生活而十分愧疚，你是怎样看待这件事的？当你听到妈妈说她对你所遭遇的一切负有责任，并感到十分抱歉，你有何感受？

彼得：我想我认为很好。

迈克尔：为什么很好？

彼得：因为这都是真的。

迈克尔：对你来说，这件事中哪些是重要的？

彼得：承认错误。

迈克尔：承认错误是重要的，意味着什么？

彼得：意味着诚实。

迈克尔：你妈妈刚刚所做的就是"承认错误"和"诚实"吗？

彼得：是的。

迈克尔：楚狄，"承认错误"和"诚实"这些评价适合你吗？

楚狄：是的，我早应该这样做，早就该做的。我们都有很大的压力。我很内疚。

迈克尔：当你听到妈妈这样说，对你有什么影响？

彼得：嗯……

迈克尔：这让你有什么感觉？这对你和你妈妈的关系之间有没有影响呢？比如使得你和你们的距离更近了，或是更远了，还是没有变化？

彼得：更近了。

迈克尔：你还可以讲一下，妈妈这样说对你有什么其他影响吗？

彼得：这让我感觉比以前舒服一些了。

迈克尔：比以前舒服一些。还有其他的吗？

彼得：有，我放松下来了。

迈克尔：这种正直的行为让你觉得和妈妈距离更近了，对发生的事情，你比以前感到更舒服一些，而且你开始放松了。这一切正在发生着。对此你有什么感受？

彼得：我感到有一些高兴。

迈克尔：其他的呢？

彼得：我现在想不出来了。

迈克尔：那为什么会让你感到有些高兴呢？

彼得：可能是因为这让我知道一些不同的事情吧。

迈克尔：不同的事情是……

彼得：那些事不会再发生了。

迈克尔：或许我可以问一问你的妈妈，看看她觉得为什么这会使得你这样高兴？

彼得：好的。

迈克尔：楚狄？

楚狄：或许是因为这件事让彼得感到比较安全吧，因为这会让彼得感到……我不知道……该怎么说呢？或许是我们之间的关系会更安全了。我想我们一直都期望这样的关系。我确定是这样的。我一直期望能和孩子有这种良好的关系，但是所有的一切改变了我们的关系，包括我把那个男人带进了我们的家。

迈克尔：彼得，你妈妈所说的是你想要说的吗？你之所以感到开心，是因为你感到安全，而且和妈妈的关系也变得更加安全？你们一直都期待着这样的母子关系，对吗？

彼得：没错，是这样。

叙事疗法的核心：从"例外事件"到丰富的生活故事

从在咨询中发现"例外事件"到完成咨询（引导来访者确认、开启自己新的人生旅途），这期间还有很大一段距离。而且，几乎不可能在咨询开始时就预测出结局。我的咨询经验告诉我，完成咨询后，你会发现先前所有的猜测都是不准确的。这正是叙事疗法的一个诱人之处。咨询中，我们被结局所吸引，为之焦虑，揣测着最后的结果，我们只知道，当咨询结束时，我们会发现先前的猜测都被否定了，同时来访者会开始一段崭新的生活。我的咨询记录真实地表明了这样的现象：来访者在咨询中发现新生活的过程，及咨询结果的不可预测性。

咨询记录还反映了叙事疗法地图的另外一点：为了表述清晰，在本书中我将各个步骤单独进行了说明，但在咨询应用中，各个步骤之间几乎没有明显的界线，甚至常常混杂在一起。叙事疗法的咨询无章可循，它们不像有序的菜谱，是无序的。很多情况下，来访者所讲述的内容决定了咨询师的提问，咨询师在听到来访者回答的前一个问题后，要简洁、迅速地整理出下一个问题。咨询师要从来访者的回馈中，找到提问的机会。在下面的摘要中，大家将会发现改写对话地图、回塑对话地图、外部见证地图的元素。

咨询的重点重新回到了楚狄身上，集中在她不允许自己被内疚压倒这件事情上。我对此表示了我的疑问——是什么使得她可以不被内疚压倒？在回答这个问题的时候，楚狄讲述了18个月前，发生在她身上的一次危机事件，这件事使她忽然意识到"正处在一个十字路口"。她意识到，自己可以继续内疚地生活，也可以"选择不同的生活"，回忆起自己曾经经历的各种困难，自己有能力选择一种"更加现实"的生活——拥有自己以前没有的力量。这一次，她"做出了正确选择"，而且坚信"任何事都不会阻挡我"。

迈克尔：对你而言这是一个十字路口，你忽然有了另外一个选择，而且你决定要"做出正确的选择"。

楚狄：没错，是这样。

迈克尔：你所说的"任何事都不会阻挡我"是一个新的开始吗？

楚狄：是的。我不得不承认，在这之前我一直认为我被打垮了，真的垮了，天啊，太可怕了，这个想法就像个无处不在的阴影。

迈克尔：在这之后的18个月里，你的态度有了与此截然不同的态度，即使是在困难的时候都没有改变吗？

楚狄：是的。虽然我有时候觉得自己有些脆弱，但我是不会放弃的。

迈克尔：你说过自己渴望与自己的孩子有一个亲密些的关系。你还有其他的愿望吗？当你对自己的生活情况感到失望时，你还有别的憧憬或是愿望吗？

楚狄：是的，当然会有了。

迈克尔：可以谈一下吗？

楚狄：嗯，首先，像彼得一样，我也期望自己有一个好一些的未来。我希望拥有那种多一些理解的生活，生活中至少有一些体谅。我希望一种更温馨的生活，多一些尊重。

迈克尔：憧憬着一种更美好的未来，多一些理解和体谅的生活，一种受到尊重的温馨生活。

楚狄：是的。和彼得一样，我也希望自己可以掌握自己的生活，拥有一些自己的生活空间。这是我一直想实现的，但是我几乎看不到这样的事情。这的确很让人沮丧。

迈克尔：这一直是你所期望的？

楚狄：是的，当然是这样。

迈克尔：你怀有这个愿望多久了？

楚狄：嗯……当我还是个小孩子的时候就有了这样的愿望。没错，是那时。我总是有一些不合群。我找不到合适的词语来表达，不知道怎么说。但我确实不太一样，我有自己的愿望。但是我没有机会来实现它们。这是不被允许的。这让我相当沮丧，很多时候我都觉得自己是在撞南墙。

迈克尔：在你成长的家庭中，有没有人和你分享这些愿望？

楚狄：没有，不可能有人的，家里没有谁会理解，没有人有耐心，没有尊重。每个人都很强势，每个人都在否决别人的观点，每个人都在驳回别人的意见。那是一个粗暴的环境。我不愿意在那里，我确定我不希望再在那种环境生活。

迈克尔：你在那种粗暴的家庭环境下，得不到任何人的支持，你是如何坚持自己的意愿的？

楚狄：呃……我不知道，也许是我的韧性吧，也许我比较有韧性。

迈克尔：韧性。是什么支撑着这个韧性呢？有没有其他人接受并支持你的那些愿望，承认它们的重要性呢？有没有人分享你的这些愿望呢？

楚狄：准确地说，的确有一个人。我的外祖母莉莲，我小时候很大部分的时间是和她一起度过的，我和她很亲近。

迈克尔：你是如何知道外祖母是很支持你那些"开始不同生活"的愿望的？

楚狄：有些事情是不用说明的。外祖母很关心我，她给了我很多支持，她觉得我考虑得很周到。她从来没有否决过我的话。和她在一起时，我可以畅所欲言。她很理解我，而且她从来不把自己的观点强加在我的身上。

迈克尔：你和你外祖母的这种关系维持了多久？

楚狄：噢，这是一件很遗憾的事情。我十岁那年，因为我的父亲在北方一个矿业城镇找了份办事员的工作，我就离开了外祖母。我曾想在假期的时候回到她身边，但是我父亲不允许。对我的外祖母，他总是有一些很坏的评论。我认为他是觉得我的外祖母对他是一个威胁。我记得父亲曾经说外祖母总是干涉"他的家庭"。他总是说"他的家庭"，好像他是我们的主人。

迈克尔：哦，因此你再也没有回去……

楚狄：我记得我因为和外祖母断了联系而十分悲伤。她曾经给我寄来贺卡和信，但是我父亲截留了这些东西，我后来发现父亲把它们原封不动地寄还给我的外祖母。外祖母把它们保留了下来，后来是我的表亲把那些贺卡和信转交给我的。我意识到，我的外祖母从来没有放弃，这些信和贺卡真的很珍贵，但也很让人伤心，我错过了很多。

迈克尔：你说自己曾经从外祖母那里得到理解和支持。

楚狄：还有很多爱。

迈克尔：你为什么会得到她如此多的理解、支持和爱呢？你知道她欣赏你的什么吗？

楚狄：我觉得当我是个孩子时，外祖母就非常喜欢我。她对我的生活没有多么大的期望，我期望那种没有强迫，可以一直都自由自在，周围没有紧张氛围的生活。这也是她欣赏的。

迈克尔：如果你的外祖母在这里，我问她最欣赏你什么，你认为她会如何回答我的问题呢？

楚狄：让我想想……我想她可能会说，我是一个敏感的人，一个考虑问题周到详细的人。她认为我不是那种只知道横冲直撞、固执己见的人。她喜欢我的温柔。我们在一起十分满足。

迈克尔：你知道有了你这个外孙女，她会怎样吗？

楚狄：她会怎样？你的意思是什么？

迈克尔：我知道在你们相处时，有些地方是不一样的。我知道这对你的意义很大。你已经使我了解了你的外祖母很欣赏你。我可以猜想到，和你在一起，对她也有一些触动。你是这么认为的吗？

楚狄：嗯，我想她会感到我理解她。我能感到她的感受。

迈克尔：你认为这对她的生活有什么影响吗？

楚狄：我知道她期待我去看她，当我来到她房子的大门前，我会看到她正在厨房的窗子张望，在等我。所以我觉得我为她带来了快乐。

迈克尔：听了我们这么久的谈话，我想问一下彼得的想法，好吗？

楚狄：当然可以。

迈克尔：你听到了妈妈和她外祖母的关系，有什么感觉？

彼得：很好。

迈克尔：都很好。是哪一种好呢？

彼得：因为我对事情有个更好的认识。

迈克尔：关于什么事情呢？

彼得：关于我妈妈和她的祖母之间发生的事情。

迈克尔：她们之间发生了什么？

彼得：她们没有她们所需要的空间，她们希望情形能有所好转。

迈克尔：这和你说自己远离麻烦、拥有自己的权利、掌握自己的命运、拥有自己的空间有没有相似或不同的地方？

彼得：是的，我觉得有些是一样的，我们有些联系。

迈克尔："我们有些联系"是指什么？

彼得：嗯，我们三个人都有着自己的麻烦，我们一直在努力。

迈克尔：有着这样的联系，你有什么看法？

彼得：我不知道这些，我不认识母亲的外祖母莉莲。

迈克尔：你一点儿都不了解你的曾外祖母？

彼得：是的，我甚至不知道有这样一个人。

迈克尔：楚狄，如果你外祖母在这里，听到彼得远离麻烦，听到你诉说的自己为了保持你们母子关系所做的努力，她会对哪些内容感兴趣，她希望怎样呢？

楚狄：嗯……我知道外祖母的童年生活也很不容易，她在自己的成长环境中几乎没有话语权。但是她从来没有放弃，她一直努力在改变这一切。尽管这一切让她感到沮丧，但是她总是会坚持。我相信她一定希望彼得可以做同样的事情。

迈克尔：她希望彼得做同样的事情。彼得，你觉得这个莉莲祖母的做法，与你争取权利掌握自己的命运、拥有自己的空间有相似之处吗？

彼得：是的，我想在这一点上我们是一样的。的确是这样。

迈克尔：楚狄，你说外祖母会希望彼得远离麻烦，那你猜想一下，彼得这样做会对你的外祖母有什么影响呢？彼得会给外祖母留下什么样的印象？

楚狄：我想，她会认为彼得可以引导事情向利于自己的方向发展；做一个不畏艰险、排除困难走自己道路的人，会努力完成自己认为重要、需要完成的事情；做一个任何人都不能使他放弃的人。

迈克尔：你为什么会觉得外祖母会希望彼得远离麻烦？

楚狄：因为她一直在为了自己的自由努力。她没有那么多的机会、那么多的力量来掌握自己的命运，但是她一直在努力，一直在努力，为了她自己的生活努力，直到最后她也一直没有忘记这些。

迈克尔：想象一下，如果今天莉莲祖母就在这里，看到你与彼得关系的转变，她现在会想什么呢？或者是她会有什么感受，有什么体会或是领悟？

楚狄：她会明白这一切在她的坚持下，都已经成为过去。远离了那些企图控制、压迫她的环境，掌握了自己的人生，会明白她的曾外孙已经实现了这一切，这对她意义深远。

迈克尔：这意味着她一生的努力反抗都是……

楚狄：都是值得的。是的，确实是这样。她所做到的那些细小的、为了拥有自己的生活而做的努力，使得希望得以继续流传。她所做的事情都是值得的，我想她一定会十分欣慰。

迈克尔：所以不管所有……

楚狄：所有的推推搡搡、所有的呵斥……但是她取得的成就远远高于那些有"权力"的人。她应该会为彼得感到由衷的自豪。

迈克尔：她应该会为彼得感到由衷的自豪？

楚狄：是的。另外我还认为，外祖母应该也是一直怀有内疚的，但是这件事将消除她的内疚。我认为是这样的。

迈克尔：彼得，你对听到的一切有什么感受？有兴趣还是没有兴趣？

彼得：非常有兴趣。

迈克尔：对哪些地方有兴趣？

彼得：关于我曾外祖母的艰难时光，以及她没有被这一切压垮，还有她会为我自豪。

迈克尔：曾外祖母会因为你而自豪，对你意味着什么？

彼得：很多。

迈克尔：可以讲一下吗？

彼得：她会因为有我这样的曾外孙感到开心。我们之间有些相似之处。我也有一个艰难的童年，我也没有自己需要的空间，但是我一直在努力并且有了进展，我正在开始一条新的道路，但是我能够看到自己想到达的地方。

咨询记录可以表明，从发现"例外事件"到咨询结束这段过程十分重要。从彼得"离开让自己受挫的环境"开始，到咨询结束时，我们已经走了很长的路。在最后，我们发现彼得的这一行为意义重大，象征着努力奋斗、掌握自己的命运——这一直是彼得、楚狄及她的外祖母的生命主题。这种主题和来访者今后的人生产生了紧密的关系，极大地丰富了彼得的人生故事。随着意向状态理解的故事不断发展，来访者对自身经历的认识，对人生意义的体会等也在不断地发展和重建，这些将成为来访者生命和自我认同的主题。这为来访者发展自己的人生提供了平台，与这些主题相关的一系列行为选择也越来越清晰、可行。

咨询摘要也反映了咨询的不可预测性。在咨询开始的时候，我不可能猜想到这样的结果——彼得的人生主题，与其母亲和曾外祖母的类似。我无法预测到他的经历会受到曾外祖母的验证，从而验证"她的努力是值得的"这一评价，他的行为会使她"感到非常欣慰"，而且"她会因为他而感到自豪"。毫无疑问，承认彼得对这份宝贵遗产的贡献，是对彼得最大的认可。

最后，这段对话同时也说明，叙事疗法各个步骤之间没有明显的界线。正如我先前所说的，引导来访者重新回忆生活事件、定义生活中出现的"例外事件"、重新改写人生剧本……都在这一段摘录中有所体现。例如回塑对话，丰富地展现了莉莲祖母对楚狄的贡献，以及对楚狄自我认同的欣赏。随着咨询的推进，渐渐发现，楚狄和彼得的生活经历对莉莲也有着影响，会使莉莲认可自身的努力。此外，彼得和楚狄的行为又是对莉莲祖母行为的验证，证明其努力掌握自己的命运、争取自己生活的行为是值得的。但在这段回塑对话里，莉莲祖母同时又是作为外部见证人出现的，谈话也体现了界定仪式的提问方法。

咨询后，彼得再没有发狂、毁坏东西、打伤他人，并且得到许可提前出狱。彼得和母亲楚狄之间的种种矛盾也消散了。楚狄参加了一个组织，帮助受过创伤的妇女；彼得也参加了一个青年组织，几个月后，还成为这个组织的领导人。提供这些后期资料的目的，并不是要证明我的这次叙事治疗多么有效。彼得直到现在都在接受专业治疗师师梅兰妮的治疗和帮助，她给了彼得大量的支持和鼓励。但是，我相信那次叙事治疗促成了这样的效果，有着很重要的作用，虽然只进行了一次。

总　结

在本章内容中我并不是想面面俱到地说明"例外事件"的概念，也不是要介绍使"例外事件"变得更加丰盈的所有实践方法。关于这些主题，还有很多地方值得讨论和延展。本章主要是要提供一个依据立场声明地图 Ⅱ 进行的叙事访谈的概括说明。在这种"立场声明地图"的指导下进行的咨询，可以让来访者生活中的某些经历成为备选的"例外事件"，并成为开启丰富故事发展的切入点。

有人认为，关注"例外事件"会使来访者强调自己的"英雄情结"，进而变得非常独断，致使他们过分认同自己孤立的人生路，从而忽略个人与社会的关系。但是，我在咨询中得出的结论并不支持这一观点。相反，在来访者建立自我认同的过程中，他们会更注意听取他人的意见，重新定义自己和他人的关系，而这一切将更有益于来访者建立自我认同。彼得和楚狄的咨询就是很好的证明。

本章节的地图，与书中其他地图一样，只是我根据实践探索建立出的结构图，并不是说为了给来访者提供生活的新的可能性，就必须要采用这样的地图。但是，读者们不妨试一试，希望在运用这种方法的过程中，能够体会到和我一样的乐趣。

6
支撑性对话

当来访者遇到困难，生活过不下去时，他们才会向咨询师求助。在这种情况下，来访者往往已经在用自己所熟悉的方式应对困境了：这些应对方式，使他们在生活事件中，一直得到相似的结果、相似的人际关系，进而形成对人生意义相似的认识。这种来访者熟悉的生活状态与来访者可能达到的生活状态之间的距离可以视为"最近发展区"。

通过咨询访谈，可以提供必要的支撑，从而可以跨越这个最近发展区——也就是说，这种支撑性对话，可以帮助来访者找到可行方法，跨越那段距离。在治疗语境中，咨询师提供的跨越最近发展区的支撑性对话起着极其重要的作用，并且，这个过程中也可以邀请他人参加。支撑性对话有助于来访者逐渐远离自己熟悉的状态，向他们可能实现的思维和行为状态转变。

在跨越"最近发展区"的过程中，来访者会获得全新的主观能动性：感到能够掌握自己的命运，根据自己的意愿来决定自己的人生道路，根据自己的生活知识和技能来设计自己的人生。

彼秋（Petra）

彼秋，一位年轻女士，因为一直生活在"混乱"中，所以来做咨询。在她诉说了自己一直与之"折腾"的各种困境、难题之后，我开始了解她的生活经历。

迈克尔：所有的这一切将你带入了一个……

彼秋：一个悲惨的世界。我来找您咨询，是因为我感到十分的悲惨。你也看到了，我的生活这么乱，就是很乱。已经这样很长时间了。

迈克尔：多长时间？

彼秋：一直这样，至少我的感觉是这样的。

迈克尔：一直都是？

彼秋：是的。我有时候会想，我正在使事情向好的方向发展，但事实上这只是幻想。

迈克尔：所以你做过很多尝试？

彼秋：是这样的，有时候我会想我正在努力做某事，或者我又有了一个新的主意，但是最后都是灰飞烟灭。

迈克尔：你的意思是指什么？

彼秋：有时候我会感觉，我正在努力走出一条新的道路，解决问题。但是这不起作用，然后我才意识到，这些努力和我先前所做的没有太多区别。就好像我被困在里面，不停地在原地打转。

迈克尔：不停地在原地打转？

彼秋：是的，我困在这些复杂的情况里面。你可能觉得我一直在学经验，是吗？可能会觉得我会学聪明点？可是我一直不停地掉在同一个陷阱里，这太令人沮丧了。

迈克尔：这些经历让你……

彼秋：感觉被彻底打败了。

迈克尔：有没有跟别人说过？

彼秋：有时会说。但我感觉大多数人是没有兴趣知道这些的。不管怎么说，这是我的难题，我需要对它们负责。

迈克尔：也就是说，你曾经对别人讲过你的处境？

彼秋：讲过一些，但这不重要。这些确确实实是我的问题，我因为我生活中的困难感到尴尬。

迈克尔：你必须通过这样一种独立的方式，找到解决办法吗？

彼秋：是的。这是我的问题，如果我自己不能帮自己，谁还能呢？别人并不能使我摆脱这一切。只有我一个人应该负责。如果我自己都不能为了自己做到，我将是一个多么不负责的人。这本来应该很简单。

迈克尔：不负责是因为那些困扰你的问题非常简单……

彼秋：是的，我一直这样告诉自己。我想这样的话，我会更好地鼓励自己。

迈克尔：但是这并没有起作用？

彼秋：是啊，我前面没有路可走了，不是吗？我对未来感到没有希望，我的人生不会再有什么发展了，而且我认为我的未来没有什么不一样，只是在原地打转。

迈克尔：你还在关心未来，希望有一个不同的发展？

彼秋：是的，确实是，但是这太艰难了，不是吗？

主观能动性和负责任的行为

当来访者因困扰自己为时已久的困难来寻求帮助时，他们往往会表达自己强烈的挫败感。他们做了很多努力来解决困难，但总是不成功。其中有些人的挫败感尤其强烈，因为他们认为，正是他们的这些努力，使得问题更加复杂棘手。这种情况下，来访者往往会痛斥自己，认为自己缺乏智慧和眼光，看不到自己的方法不合适，无法准确预计发展的复杂性。

这种情况下，来访者总是强烈谴责自己，说自己有很明显的缺陷。向咨询师求助也常常成为自己存在缺陷和不足的证据，因为这进一步说明自己没有能力解决问题，但是别人可以顺利解决——也就是说，别人可以为自己负责，独立解决问题，决定他们的生活，按照自己的意愿来塑造自己想要的生活。

对于彼秋，她的这种独立负责的观念是根深蒂固的，同时，她本人也陷入深深的无助感和宿命论中。她深信自己将来的生活也只是现在生活的重现，而这种生活又是她非常不满意的。尽管如此，她还一直在强调，解决她的生活问题"应该就是那么简单"。

这不禁使人产生疑问：真的是这么简单吗？拥有彼秋说的那种智慧和预见性，真的是那么简单的事情吗？对自己的生活负起责任，真会如此简单吗？面对困难，采取独立的决策和行动来解决问题，是那么简单的事情吗？使自己生活按照自己的意愿来发展，难道也是简单的事情吗？

从专业角度来看，咨询师面对这些问题，确实可以给出以下版本的回馈："是的，如果发展正常，一个人可以具备洞察自身环境的能力；能够对自己的生活负责；面对困难时，自己采取相应的决策和行动，解决问题；使生活按照自己的意愿来发展。"可是大部分人却做不到，这是为什么呢？对这个问题，也有着一个常用版本："做不到是一个标志，表示来访者存在功能障碍，来访者无法对自己的生活作抽象的反应和思考，没有能力预见自己行为的后果，需要通过他人帮助来解决问题，无法主宰自己的生活，很明显是有障碍的。而且，往往这些机能障碍有着心理病理根源。"

　　但是，事实绝不是那么简单的事情。实际上，关于机能障碍和精神病理学的观念，模糊了人们行为的复杂性，很多观念是在来访者的生活中逐渐形成的。例如，很多来访者发现表述其主观能动性、采取负责任的行为的途径十分有限，因为他们经常会面对"传统权力关系"，这种权力关系，在他们所处的社会关系中是制度化的。包括劣势、种族、性别、异性恋主义、文化歧视、种族渊源，等等。

　　这种权力关系会严重干扰来访者按照其意愿塑造自己的生活，会给来访者带来强烈的挫败感，使他们得到一个结论，认为自己是无能的、有缺陷的。面对这种情况，需要让来访者充分认识到，正是因为这种权力关系，才导致了自己的负面经历，塑造了他们对自己的负面评价，我们需要支持来访者去应对这些权力关系。来访者可以有机会去反思、质疑所谓的"主观能动性""负责任的行为"是很重要的。因为在这些传统的权力关系中，那些被视为个人主观能动性的、负责任的行为，往往更符合有特权一方的利益。

理解"现代权力"*与传统权力之间的不同，对于我们看待来访者的缺陷感、无能感与失败感非常重要。在现代权力体系中，社会控制是通过建立生活规范和自我认同的规范来实现的，通过诱导人们监管自己的生活、监管他人的生活，来实现这种规范化状态。因此，现代权力被视为一种"规范化评价"。"自主和独立行动"的概念——所谓"真实"或者"真正"的人——正是建立在这些社会建构的规范之上。如果有人不符合这种规范，他们自己和别人都会觉得这是"个人的失败"。

当代西方文化有很多的规范认为，成功的人应该是"包在胶囊中的自我"。这种观念强调一种自主和独立，比如做自己的主人，自我包容，自我依赖，自我促动，自我实现。尽管每个人都在努力去复制这种规范化的人格，可大多数人内心中依然体会到自己其实和表现在别人面前的样子不一样。很多人会认为这种差别的存在说明了自己无能、没用。在这种情况下，人们应该把个人的失败感放在这种规范化的语境中，寻找支持自己的力量，来抵抗现代权力的控制。这一点非常重要。

主观能动性、负责的行为和概念发展

在这里，关于主观能动性和负责任的行为，我列出了三种观点：一种认为它们是"正常发展"的结果，是人类本性中核心自我的表现；一种认为它们是"传统权力"中特权的表现；一种认为它们是由"现代权力"的常模塑造出来的。

---

* 关于现代权力的兴起及对这种权力体系的社会控制的分析，参阅福柯的作品（Foucault，1973，1980）。

关于这些观点的进一步展开以及它们对咨询的意义，我已经在其他地方讨论过了，在这里就不复赘言。接下来，我将提出另一个可能的观点："主观能动性"和做出"负责任的行为"的能力是特殊的社会合作关系的结果。这种社会合作关系帮助来访者超越那些他们已知、熟悉的地带，到达一个新的地带，他们会对自己的生命、自我认同有个新的认识。这是我个人在咨询中获得的最直接、最重要的观点。为了更好地说明这一观点，我将简单总结一下我和彼秋的咨询：咨询一开始，便清晰地反映出彼秋陷入自己熟悉的生活轨迹难以自拔，她努力想摆脱困境，却总是在原地打转。最后她发现，自己的努力不仅没有使自己的生活得到改善，反而使问题变得更加复杂。很明显，彼秋很少体验到主观能动性和负责任的行为。

观察到这一点有助于形成一些相关结论，这些结论对彼秋而言是非常必要的，有助于她成功处理好自己的生活困境，让她意识到自己的生活正在继续。要做到这一点，彼秋需要首先做到以下几点：

- 从那种自己熟悉、熟知的生活以及自我认同中抽离出来
- 开始行动，努力探索生活的可能性，探索自我认同的可能性，以及她或许可以做些什么
- 超越自己所熟知的空间，进入那种她可能实现的生活及自我认同的空间
- 找出可能的任何资源，来支持她在这一空间"航行"
- 在支撑性对话中获得帮助，找到实现自己理想生活的有效途径
- 回顾整个探讨过程，以进一步调整自己的发展轨迹
- 回顾在这样的探索中，她意识到哪些对她来说是重要的，她对生命

抱持着什么样的价值观

　　● 开始寻找办法，看看自己该如何做，才能使生活向着自己期望的方面发展，与自己的意愿相一致。

　　如果彼秋发现这种合作关系可以帮助自己探求可能实现的生活状态，可以帮助自己开始期望的生活，那么她就会发现，自己可以塑造自己的生活，可以努力改变困境。而这些，恰恰就是彼秋曾经认为自己难以实现的"主观能动性"和"负责任的行为"。

　　这些名词——抽离、空间、支撑、社会合作、主观能动性和负责任的行为——让人想起俄国心理学家维果斯基的著作（Lev Vygotsky，1986）。维果斯基是一个发展心理学家，对儿童的早期学习有着浓厚的兴趣。虽然叙事疗法不是起源于维果斯基的理论，我是在近几年才开始关注他的理论，但是我在研究中，证实了维果斯基关于学习和发展的结论。同时我发现，其理论有助于理解咨询中的变化，有助于看清在叙事治疗中哪些东西重要，同时也有助于强化各种叙事实践，对于叙事疗法的进一步发展有很大帮助。在接下来的一节中，我将简要介绍下维果斯基的理论。

最近发展区

　　维果斯基主要对儿童的早期发展感兴趣。在这些研究中他认为，儿童的发展很大程度上取决于学习。这在当时的发展理论界引起很大反响，因为在他的时代，一直盛行着这样的说法：发展促进学习，因为学习是建立在生理遗传、神经系统等生物学基础上的。

维果斯基还强调，学习不是个人单独完成的，而是社会合作的结果。他观察发现，在社会合作中，儿童的学习方式受其监护人以及比其大一些的同龄人影响，从他们已知、熟悉、日常能完成的层次，向他们可能理解、可能完成的层次发展。维果斯基把这个学习中跨越的区域叫作"最近发展区"。这个区域的距离就是：他们作为独立个体所知道和能够完成的——他们在和他人合作中所能理解和完成的内容。

跨越这段距离是一个重要的任务，因为这要求儿童从自己的直接感知中抽离。维果斯基认为，整个任务不是儿童可以胜任的，因此要将这个任务分成几个小的步骤来做。孩子的监护人和年龄大一些的孩子则负责"搭建脚手架"，帮助孩子完成发展。搭建的"脚手架"鼓励孩子开动脑筋、运用想象，以完成其学习任务，而不是直接要求孩子完成其不能达到的目标，因为这会使孩子感到疲惫和挫败。

维果斯基认为，这种改进的"启发式"教育，可以使儿童的认知脱离自己所熟悉的、直接感触的事物，从而形成"关系链"，为儿童世界中那些未分化的事物、事件建立起关联。他将这种发展定义为"复杂思考"（complex thinking）。同时，维果斯基证明了这种复杂思考为儿童下一步的发展奠定了基础——定义自己的生活和自我认同。这些生活与自我认同的定义是语义发展的结果，是被抽象出来的，是与儿童具体的体验分开的。例如，在小安米的生活中，"朋友"的意思就是隔壁的玛丽，无论玛丽做什么，对"朋友"这一定义的影响不会很大。但随着小安米的成长，"朋友"所包含的意义不断发展，"友谊"发展为一个抽象概念，她将根据玛丽的行为是否遵守友谊的规则，来判定玛丽是不是自己的朋友。

这种概念的发展为人们管理自己的生活提供了基础：有目的地影响自己的行为，在自己的生活中按照自己的意愿塑造事件的发展，解决问题。由此可见，看似自主的、负责的行为，实际上是有社会合作基础的。这种自我调控，就是维果斯基所说的"自主"反应。他的这一概念与我所提到的"主观能动性"十分相似。

下面是维果斯基"最近发展区"学习理论的简要介绍。在研究儿童学习的发生过程中，维果斯基得出了以下的结论：

● 学习是社会合作关系的产物，并不完全是个人在生物遗传影响下的行为。在这种社会合作关系中，有经验的监护人和其他年龄大一些的同龄人为儿童提出支持性的学习任务。这些任务在儿童的能力范围之内，但需要他们作出一些努力后才能达到。

● 通过完成这些学习任务，儿童有机会跳出自己直接感受到的感知世界。在与他人进行社会合作的过程中，儿童向自己可能认识的世界成长变化。

● 这是儿童向"最近发展区"迈出的第一步，这个空间是儿童凭借自己个人能力可以认识和完成的层次——儿童通过和他人进行社会合作所可能认识和完成的层次。这个距离正如维果斯基所描述的（1986，p.86），"最近发展区"是指"独立解决问题过程中的实际发展水平与通过成人的指导及与年长同伴合作解决问题所可能达到的发展水平之间的距离"。

● 在跨越这一距离时，会出现一个转折，不再是单纯的"累积"事物和事件——从单纯地把事物、事件进行归类、分组，发展到去关注这些事物、事件之间的"关系链"，甚至是建立原来没有的"关系链"。

● 这种"关系链"的发展存在不同的层次。从初级相似的事物组成的"单元"，到具有单个共同特点的事物组群（例如，都是圆形，或者都是平面图形）。

● 复杂思考为"概念"发展奠定了基础。如维果斯基所述（Vygotsky，1986，p.135），概念的发展"比单纯的整合有着更多的内容。总结概念，必须经过提取，挑选出构成概念的要素，将这些抽象元素从具体经验中抽离出来"。

● 概念的发展使得儿童可以调整自己的行为，开始自己的生活。维果斯基认为，在这时，儿童可以熟练运用这些概念，并将其作为一个任务——能意识到这些活动，把它们理解为某种过程。根据维果斯基的说法，正是这种发展促成了智力功能的"自主"：例如，他曾经断言这种概念发展是"有意识注意、逻辑记忆、抽象概括、比较与区分能力"的基础。在本章中，这种概念的发展也可以看成是"主观能动性"的基础。由于概念的发展，儿童开始了自己的生活。

● 语言及语义的发展对概念的形成有着重要影响，概念的形成需要通过文字。维果斯基曾经讲过（Vygotsky，1986，p.107），"一个孩子在学第一个单词时，他的发展便开始了，随着孩子智力的发展，这个单词的意义也越来越抽象，并最终形成一个概念……真正的概念必定有文字的参与，人们不能够脱离文字来进行概念的抽象思考"。因此，概念形成的核心是把文字作为特定工具进行运用，这也是概念衍生的原因。

最近发展区与治疗实践

虽然维果斯基主要研究的是儿童早期发展，但我发现他所得出的关于发展和学习的研究结论，可以推广到任何阶段、任何年龄的群体。其理论有助于进一步理解和发展有效的治疗实践。

正如我在本章一开始时所述，没有咨询师所提供的"脚手架"，来访者是很难跨越"最近发展区"的。在咨访关系中，咨询师（以及其邀请的其他成员）能够为来访者提供可行的步骤，帮助来访者跨越"最近发展区"，这在咨询中有着重要作用。与已知、熟悉的内容之间的距离逐渐拉大，并不意味着与这种生活的割裂，但是这奠定了来访者改善自己生活状况、掌握自己命运的基础。

由于维果斯基的影响，我提出了"支撑性对话"地图，通过五种提问方法*来组织。该图可以看作是咨询实践的向导，可以支持、启发来访者跨越"最近发展区"。如下所述，这五个层次的提问分别给来访者提出了五个学习任务：

● 初级抽离任务，支持来访者从自己所熟悉的事物及环境中抽离出来，与直接经验保持一定距离。这要求来访者注意自己生活中那些不熟悉的，甚至不被注意的事情，鼓励来访者总结这些事情的特点，并赋予它们意义。

---

* 此处所描述的"支撑性对话"地图介乎实践和理念之间。尽管这些抽离的类型受维果斯基的影响，实际上它们是相对主观的。我另外设计了这种地图的其他版本，其中有一些层面更多；比如有一些包括"更加基础的抽离任务"，鼓励人们从他们的环境中发现那些与已知和熟悉的内容相矛盾的事件。

● 中级抽离任务，支持来访者从自己熟悉的环境、事物中抽离，同时开始理性地看待自己所经历的事情。这要求来访者讲述自己在建立人际关系、进入社会合作关系时，曾经历过的例外事件。同样，该环节也要求来访者对这些事情进行比较、归纳，找出其相似点和不同点。

● 中高级抽离任务，该阶段支持来访者与已知、熟悉的环境、事件保持一个中等水平的距离。这鼓励来访者对这些"关系链"进行反思、评价，总结学习。

● 高级抽离任务，支持来访者与其环境、事件的直接经验保持一个较高的距离。这些任务鼓励来访者从具体的环境中抽象出这些领悟和学习，从而形成关于生活和身份的概念。

● 最高级抽离任务，支持来访者与环境、事件的直接经验保持最高的距离。这些任务鼓励人们提出与新形成的生活概念、自我概念相一致的生活规划，对所要采取的行动进行评估，提出执行这些行动的计划，以及如何开始第一步的行动。

这五个层次的咨询对来访者成功跨越"最近发展区"起着重要作用。例如，对于彼得（见第5章），他所熟悉的自己是一个没有能力反思自己生活的小伙子，不能预见自己行为的后果，且不负责任。自己被认为是缺乏抽象思维，不能进行理性思考的人。在接受了"立场声明地图Ⅱ"的咨询后，彼得和他的妈妈楚狄开始抛开这些熟悉的评价和事情，渐渐发现彼得可能拥有另一种生活及自我认同。

商讨，"以接近个体体验的方式定义例外事件"对应着本章节的"初级抽离任务"，鼓励来访者注意自己生活中那些不熟悉的，甚至不被注意的事情，并总结这些事情的特点。"描绘例外事件的影响"对应着"中级抽离任务"，要求来访者将这些例外事件纳入到已经形成的关系链。"评估例外事件的影响"对应的任务是"中高级抽离任务"，鼓励来访者对这些关系链进行反思、评估，从中进行领悟和学习。"论证评估结果"对应着"高级抽离任务"，鼓励来访者从具体的环境中抽象出这些领悟和学习，从而形成关于自己生活和身份的概念。

图6.1和图6.2是我与彼得、楚狄（见第5章）的支撑性对话的流程图。在支撑性对话中，彼得超越了自己所熟悉的环境和事件，意识到自己可能拥有的生活及自我认同。彼得能够预测具体的行为所产生的结果，或者是可能产生的后果，进而对自己的生活有了重要的反思和发言权。彼得可以通过对具体事件进行抽象思考、学习，用从中得到的启发来定义自己的人生和自我认同。这与彼得所熟悉的生活和自我认同是截然不同的：其所熟悉的一切，认为彼得是一个没有能力改变自己生活，不能预见自己的行为后果，不负责任，缺乏抽象思维，不能进行理性思考的人。

事实证明，这些发展并不是个人独立完成的，彼得的成长是由彼得、他的妈妈楚狄以及曾外祖母莉莲和我协作来完成的。这种支持性的参与，有助于创设一种氛围，帮助来访者完成一系列的学习任务。学会预见自己的行为后果，反思生活中的具体发展，通过抽象思维学习、领悟自己的人生及自我认同的发展，这些都建立在社会协作的基础之上，同时也建立在语言的基础上。

对于概念的发展，语言起着至关重要的作用。例如，"自由"这个词彼得是知道的，但他没有将其发展为一个概念。在彼得和楚狄的咨询访谈中，"自由"这个词的语义不断地发生变化，在这一过程中，例外事件的

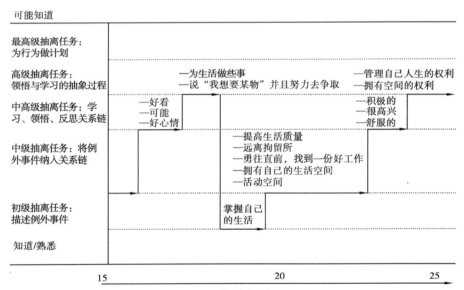

可能知道

| 最高级抽离任务：
为行为做计划 | | | | |

中级抽离任务：将例
外事件纳入关系链

—保持特权
—不用去做咨询
—避免发狂&毁坏东西

总结这一变
化的重要性

初级抽离任务：
描述例外事件

—走出麻烦
—退一步
—想想谁需要它

—把事情想清楚
—没有失控
—保持冷静

总结"走出令其沮
丧环境"的重要性

知道/熟悉

—违法可能要被关起来
—无力操控自己的生活
—无法承担责任

0　　　　　5　　　　　10　　　　　15

时间（分钟）

图 6.1　支撑性谈话图式（彼得）

可能知道

最高级抽离任务：
为行为做计划

高级抽离任务：
领悟与学习的抽象过程

—为生活做些事
—说"我想要某物"并且努力去争取

—管理自己人生的权利
—拥有空间的权利

中高级抽离任务：学
习、领悟、反思关系链

—好看
—可能
—好心情

—积极的
—很高兴
—舒服的

中级抽离任务：将例
外事件纳入关系链

—提高生活质量
—远离拘留所
—勇往直前，找到一份好工作
—拥有自己的生活空间
—活动空间

初级抽离任务：
描述例外事件

掌握自己
的生活

知道/熟悉

15　　　　　20　　　　　25

时间（分钟）

图 6.2　支撑性谈话图式（彼得）

意义也不断得到发展，最后被定义为彼得生活的"指导思想"。这一概念的形成就是维果斯基所说的"心智功能自主"，这也是主观能动性和负责任的行为的基础。

至此，可以看出，主观能动性不是人性和人性解放的自然产物，也不是发展的必然产物，而是社会协作的产物，社会协作中语义的发展对获得主观能动性与负责任的行为至关重要。

咨询师的职责

我曾介绍说，维果斯基的学习发展理论，有助于理解整个咨询转变的过程，有助于澄清叙事治疗的重点，同时有助于丰富叙事疗法，对叙事疗法的进一步发展有着很大帮助。维果斯基认为概念发展起源于社会协作，在概念发展的基础上产生了"自主"和"自我管理"。这一理论鼓励心理咨询师去承担一项光荣的职责：我们需要为我们的来访者提供有利于其主观能动性发展的条件。

咨询师需要为来访者搭建跨越"最近发展区"的脚手架，这是我们应该自豪的一项职责。从这一角度出发，当来访者对我们的提问回答不知道时："我不知道怎么回答""我不知道怎么回馈"——我们要意识到，作为咨询师我们需要为来访者进一步搭建"脚手架"。我们可以将我们问题的难度，以及对来访者的任务，降低一个层次，以便他们更好地理解低层次的提问和任务，为下一阶段的咨询任务做好准备；或者，面对这个问题，咨询师可以邀请其他人参与到讨论中，让他人说出可能的答案；或者告诉来访者，其他人在回答该问题时也遇到过和来访者类似的困难，介绍一下他人是怎样应对的。

我们的另外一个职责是，要避免一味消极地评价来访者：来访者是一个"没有动力的人""不可能承担责任""有阻抗""不能预见自己的行为后果""不能对其行为作出反应""只能具体思考"，或者是"没有抽象思维能力"。事实上，这种消极评价就像一个唤起装置。该唤起装置反映了来访者对所熟悉的环境、事件的依赖，不能帮助他建构跨越"最近发展区"的社会协作关系。因此，我们需要时刻保持警惕，注意我们搭建"脚手架"的技巧是否已全部发挥作用，或者在咨询中针对来访者的某个生活事件，我们是不是已经分析得足够透彻。如果发现在咨询中，我们用一种方式已经将其分析得十分透彻，但仍旧没有效果时，那么我们需要停下来，寻找其他方法再做进一步探讨。

从支撑性对话地图看外化对话

在本章的最后一节，我将呈现一段外化对话的例子，从支撑性对话地图的角度来说明这段对话的发展。我发现这一视角扩展了我对外化对话过程的理解，从而能指导其进一步发展。

在一个社工的邀请下，我开始了对杰克一家人（13岁的杰克、他的妈妈安碧和他的爸爸尼尔）的咨询。杰克一家曾接受过两家机构的帮助，该社工就是其中一个机构的成员。杰克的生活充满了"麻烦"：杰克和学校领导、伙伴、警察、父母、兄弟姐妹之间的冲突矛盾不断，杰克总是会制造一个接一个的冲突事件。他的父母觉得，对于杰克，唯一可行的办法就是帮他找一个合适的寄养家庭，或者把他送进少管所。

很多冲突是由杰克的暴力行为引发的，这些暴力时常针对其母亲及其兄弟姐妹，最近也开始威胁到他的父亲。很多人认为杰克不能预见自己的行为后果，不具有行为负责能力，甚至连语言文字能力也有限，面对自己的困境，他没有改变的动机。

在初始咨询中，杰克对于咨询没有一丝兴趣。这期间，我从杰克父母那里了解到他们生活的一些事情，主要是近期出现的麻烦，以及他们对杰克是否能继续住在家里的探讨。他的妈妈安碧认为自己是个失败的母亲，杰克的行为对其弟弟、妹妹的成长留下阴影，她感到杰克的行为对她的身心是一种摧残。父亲尼尔则表示自己感觉很失败，因为他做了很多努力来改善杰克的消极行为，但没有效果，他认为杰克是有意拒绝改善他们的父子关系的。

虽然杰克承认了父母所讲的事实，但他仍旧不为所动。因此，我觉得有必要让杰克说一下其暴力行为对他生活的影响。最后，我开始询问杰克其行为的特点，经过一番探讨，杰克将自己的暴力行为定义为"挑衅（aggro）"*。

根据立场声明地图，这种对暴力的定义属于"商讨并以接近体验的方式命名"，而从支撑性对话地图来看，这属于"初级抽离任务"。

随后20分钟左右的咨询里，在我的帮助下，杰克认识到自己的"挑衅"行为在很多情况下影响自己，摧毁了他所接受的教育，使他被家庭成员排斥，削弱了他的力量……以各种各样的形式影响着自己的生活，使自己内心产生深深的失落感。这一阶段的咨询是立场声明地图中的"描绘问题的影响"，对应着本章的"中级抽离任务"。我个人认为，杰克能够意

---

* Aggro这个词是aggression的缩写，它在澳大利亚很常用。

识到自己的暴力行为对其社会关系的影响，对他来讲是一个很大的进步。

　　随后，我鼓励杰克对这些行为后果进行反馈和评估。即本章支撑性对话地图中的"中高级抽离任务"；然后引导杰克"论证评估"，也就是支撑性对话地图中的"高级抽离任务"。我希望通过这样的支撑性对话，杰克能够意向性地理解自己的生活以及自己赋予生活的意义。同时，我也期望杰克的这些理解和领悟，能够进一步发展为他对生活和身份认同的概念。以下的咨询摘要可以说明我是如何鼓励杰克的父母参与咨询，如何使这种支撑性对话顺利进行的。该摘要是支撑性对话的中高级抽离任务和高级抽离任务。图6.3是支撑性对话的地图。

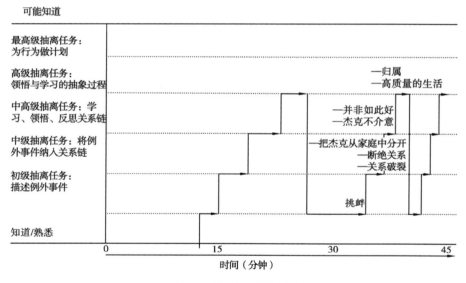

图 6.3　支撑性谈话图式（杰克）

迈克尔：就刚刚我听到的内容来看，你认为自己的"挑衅"行为把你和家人分开，是这样吗？

杰克：是。

迈克尔："分开"这个词是你妈妈说的，你认为这对你来说合适吗？或者你认为其他的词语更适合？

杰克：比如？

迈克尔：比如将你和家人"分离"，或者"断绝"，或者是"破坏你的关系"……

杰克：和我断绝关系。

迈克尔：为什么你会选择"断绝关系"？

杰克：因为许多事情割裂了我和他人的关系。

迈克尔：那些"挑衅"行为割裂了你和他人之间的关系，使他们与你"断绝"关系？

杰克：是的。

迈克尔：这对你来说是怎样的？

杰克：您指的是什么？

迈克尔：你愿意和家人断绝关系吗？你认为这样好吗？和父母、兄弟姐妹断绝关系，你感到舒服吗？

杰克：不是那么好。

迈克尔：不是那么好。这件"不是那么好的事情"让你感觉舒服吗？

杰克：我介意的。

迈克尔：为什么？你为什么希望成为家庭中的一分子？

杰克耸了耸肩。

迈克尔：我知道你有这样做的原因，但是我不知道这些原因是什么。

杰克：我的一个伙伴和家人脱离了关系。

迈克尔：这对他来说是一个问题吗？

杰克：我不知道，但是我不想过他那样的生活。

迈克尔：为什么会是这样？

杰克：因为他陷入了一大堆的麻烦。我不想这样。

迈克尔：好的。我现在明白你不希望过你朋友那样的生活。但是我还是不明白，你为什么想要成为家庭中的一分子。如果你脱离家庭，会不会失去什么？你这样做会不会失去某些对你而言很重要的东西？会不会失去一些你所期望的东西？

杰克又耸了耸肩。

迈克尔：对于这一点，你介意我问一下你的父母吗？

杰克：可以，问吧。

迈克尔：对于杰克介意脱离家庭，您是怎么看的？

安碧：因为没有任何人、任何地方是真正适合他的，在他的生活中，没有别的地方能使他感觉自在，感觉到自我的存在。

迈克尔：你认为这是很重要的吗？

安碧：是的。被接受、被需要对杰克是最重要的，我认为是这样的。这也是我看到杰克的生活时，感到伤心的另一个原因。

迈克尔：尼尔，你是怎样认为的？

尼尔：嗯，我同意安碧的说法。如果杰克脱离家庭，他将没有归属，这也是我感到十分悲哀的。

迈克尔：你觉得杰克没有归属会让你感到十分悲哀，你为什么会有这样的想法？

尼尔：在我的生活经历中，曾经有一段时间，我感到自己没有归属感，哪里都不接受自己，那是我感觉最糟糕的一段时间。我认为不论以什么方式，让自己有一个归属是每个人都渴望的。归属感应该排在第一位。

迈克尔：杰克，对你父母的观点，你怎么看待？

杰克：我爸爸所说的归属感，是对的。

迈克尔：你知道为什么"归属感"这个词适合你吗？

杰克：这个词和我想的完全符合。就像与重要的人有着某种连接一样。

迈克尔："归属感"这个词适合你是因为……

杰克：我希望有一个像样的生活。

迈克尔：你说归属感对你很重要，可以与重要的人有着某种连接，而且这可以使你有一个像样的生活。

杰克：是的。

迈克尔：什么样子的像样的生活呢？

杰克：一种高质量的生活。

"归属感"是杰克熟悉的一个词，现在他将其含义进行了发展，使其含义更具代表性。在咨询中，这个词的内涵不断得到发展、扩充、深化。这时，我在询问杰克其"挑衅"行为所带来的后果，他回答说"挑衅行为破坏了他的归属感"。在这里，"归属感"从杰克所熟悉的生活环境中抽离出来，抽象成概念的形式。

　　在咨询的最后，杰克谈到了自己想要的生活，以及自己以前所拥有的"珍贵的"东西。经过连续八次的咨询后，杰克的父母及其他一些参与咨询的外部见证人探讨了这些内容，随着那些词语不断概念化，杰克更清晰地表述了自己所希望的生活，以及对自我的认同。这些概念构成了杰克的处事原则。这可以帮助杰克重新理解自己近期的生活事件，思考他可以采取的行动。这些行动与杰克对自己生活、自我认同相一致，有助于杰克更好地控制自己的暴力行为，帮助他走出困境。咨询结束后，杰克能够清晰地反应和表述自己的生活事件，以及他与别人的关系，提高了预期自己行为后果的能力，杰克更加愿意改变自己的生活状况，并不断提高自己改善现状的能力。此外，他没有再出现暴力行为，并正在努力改正这些缺点。在18个月后的回访中，我发现除了尼尔夫妻之间的一些小问题之外，该家庭在咨询中发生的积极变化一直保留了下来。

　　治疗对话中的支撑性对话提供了一系列"学习任务"，帮助杰克和他的父母跨越了杰克的最近发展区，从所熟悉的生活和自我认同（认为他是一个没有行为预见能力、不能对自己的行为负责、有语言功能障碍、不愿意改变困境的孩子），发展到杰克可能拥有的生活和自我认同。

总　结

该章节主要探讨了人的主观能动性和负责任的行为。在本章中，我简要介绍了维果斯基的学习发展理论，虽然维果斯基主要研究儿童心理学，但是其"最近发展区"理论对支撑性对话有很大启发，其理论可以推广到叙事治疗的各个阶段，适用于任何年龄阶段的来访者。

关于维果斯基对叙事疗法的启发和影响，我在此进行了探讨，整理出"支撑性对话地图"，并对照两个版本"立场声明地图"的顺序，对其进行了讲解说明。当然"支撑性对话地图"还可以和本书中其他的地图进行对照，在这里不再多说。

在本章一开始，我便提出主观能动性和负责任行为的问题，并在随后介绍维果斯基学习发展理论时做出探讨。按照这样的理论，可以推出，人们的"主观能动性"，以及自我负责的能力，是建立在一种特殊的社会合作的基础之上的。这样的合作有助于人们超越"最近发展区"。在咨询实践中，我坚定了这一乐观的信念。很多来访者就一些困难来向我咨询，其问题看起来似乎是没办法解决的。但随着咨询的深入，我发现在社会合作的基础上，来访者是能够解决自己的问题的。

结　语

这本书的写作过程犹如一场旅行。我在一开始设定了一个写作目标，要将我这20年左右的咨询经验融合成一本书。我期望通过这种方式，使我独特的咨询过程得以清晰的再现。我期望通过这样一种方式，展现我咨询的本质，让读者从中学到有利于自己开展咨询的技巧。我也期望向读者介绍我在咨询中遇到的孩子、男人和女人，以及我们在一起进行的咨询。

写这本书需要做出很大的努力——刚开始时我几乎难以进行下去。在开始这次"旅程"时，我脑海里空白一片，仅有个模模糊糊的计划，以及很多期望和热情。但随后我发现，我充满了想法，以至于不能将其很好地整理出来，使我难以书写。为了表述清楚我要说的内容，我尝试了很多方式，有一些不能让我满意，我放弃了；还有一些我发现正是我要表述的，因此保留了下来。有时候我发现自己钻进了死胡同，为了寻找出路而十分头疼；有时候我又觉得自己思绪清晰，像乘着飞机一样，兴奋快乐地奔向目的地。很多时候，我感到自己难以继续，几乎要放弃写作，但是我坚持了下来，直到我忽然发现，自己已经写完了。

完成这本书时的感受，就好像我儿时骑着自行车，穿越了层层崎岖地带，最终到达目的地一样。旅行中所经历的每个细节我都历历在目：我因为完成这一挑战性的旅程而感到放松，路途中有陡峭的山路，有天气的考验，但我仍然为与朋友（穿过那段下坡路时）飞一般的速度而兴奋不已，为平坦的赛车道上有朋友相伴而感到舒畅。无论名次如何，通过终点线时，总会带给我一种愉悦的体验。

在本书即将结束之际，我还要向一些人表示感谢。首先要感谢的是本书案例中的来访者，如果不是他们同意将自己的故事呈现在书中，我的书和案例将显得枯燥无味，不成体系。因此，我要再次向你们表示感谢。其次要感谢所有的来访者。我认为本书中的所有治疗实践都是我们合作探索的成果。在咨询中我会请教来访者，询问他们，咨询中哪些方式是有效的，哪些对他们没有帮助，咨询结束的时候我们会整个回顾一下，看看哪些部分对他们处理生活困境有帮助，哪些没有帮助。这些反馈和回顾是指导我咨询实践的重要工具，是本书所描述的思想和地图的基础。在此我要向所有的来访者致敬，你们的贡献，我会在工作及生活中铭记在心。

推荐书目

迈克尔·怀特所著有关叙事治疗的书籍目录

White, M. (1995). *Re-authoring lives: Interviews and essays*. Adelaide, Australia: Dulwich Centre Publication.

White, M. (1997). *Narratives of therapists' lives*. Adelaide, Australia: Dulwich Centre Publication.

White, M. (2000). *Reflections on narrative practice*. Adelaide, Australia: Dulwich Centre Publication.

White, M. (2004). Narrative practice and exotic lives: Resurrecting diversity in everyday life. Adelaide, Australia: Dulwich Centre Publication.

White, M. & Epston, D. (1990). *Narrative means to therapeutic ends*. New York: W.W.Norton.

White, M. & Epston, D. (1992). *Experience, contradiction, narrative, and imagination: Selected papers of David Epston and Michael White,*

1989–1991. Adelaide, Australia: Dulwich Centre Publication.

White, M. & Morgan, A. (2006). *Narrative therapy with children and their families*. Adelaide, Australia: Dulwich Centre Publication.

他人所著有关叙事治疗的书籍目录

注意：关于叙事治疗主题的书籍很多，这里只能列出一部分。

Denborough, D. (Ed.) (2006). *Trauma: Narrative responses to traumatic experience*. Adelaide, Australia: Dulwich Centre Publication.

Freedman, J. & Combs, G. (1996). *Narrative therapy: The social construction of preferred identities*. New York: W.W.Norton.

Freedman, J. & Combs, G. (2002). *Narrative therapy with couples...and a whole lot more*! Adelaide, Australia: Dulwich Centre Publication.

Freedman, J., Epston, D.,& Lobovits, D.(1997). *Playful approaches to serious problems: Narrative therapy with children and their families.* New York: W.W.Norton.*

Mork, G.,Winslade,J.,Crocket,K.,& Epston, D. (Eds.). (1997). *Narrative therapy in practice: The archaeology of hope*. San Francisco: Jossey Bass.

---

* 《儿童叙事家庭治疗》，重庆大学出版社已出版，2018年9月——编者注

Morgan, A. (2000). *What is narrative therapy? An easy-to-read introduction*. Adelaide, Australia: Dulwich Centre Publication.

Rayne, M. (2000). *Narrative therapy: An introduction for counselors.* Londan: Sage.

Russell, S. & Carey, M. (2004). *Narrative therapy: Responding to your questions*. Adelaide, Australia: Dulwich Centre Publication.

Smith, G. & Nylund, D. (Eds.) (1997). *Narrative therapies with children and adolescents*. New York: Guilford.

Zimmerman, J. & Dickerson, V. (1996). *If problems talked: Narrative therapy in action*. New York: Guilford.

参考文献

Andersen, T. (1987). The reflecting tea:Dialogue and meta-dialogue in clinical work. Family Process, 26, 415-428.

Bachelard, G.(1969). The poetics of space. Boston: Beacon.

Bruner, J. (1986). Actual minds, possible worlds. Cambridge, MA: Harvard University Press.

Bruner, J. (1990). Acts of meaning. Cambridge, MA: Harvard University Press.

Derrida, J. (1973). Speech and phenomena, and other essays on Husserl's theory of signs. Evanston, IL: Northwestern University Press.

Derrida, J. (1976). Of grammatology. Baltimore: Johns Hopkins University Press.

Derrida, J. (1978). Writing and difference. London: Routledge and Kegan Paul.

Foucault, M. (1965). Madness and

civilization: A history of insanity in the age of reason. New York: Random House.

Foucault, M. (1973). The birth of the clinic: An archaeology of medical perception. London: Tavistock.

Foucault, M. (1980). Power/knowledge: Selected interviews and other writings. New York: Pantheon.

Goffman, E. (1961). Asylums: Essays in the social situation of mental patients and other inmates. New York: Harper.

Griemas, A. & Courtes, J. (1976, Spring). The cognitive dimension of narrative discourse. New Literary History, 7, 433–447.

Iser, W. (1978). The act of reading. Baltimore: Johns Hopkins University Press.

Kermode, F. (1980, Fall). Secrets and narrative sequence. Critical Inquiry, 7(1), 83–101.

Myerhoff, B.(1982). Life history among the elderly: Performance, visibility, and remembering. In J. Ruby (Ed.), A crack in the mirror: Reflexive perspective in anthropology (pp. 99–117). Philadelphia: University of Pennsylvania Press.

Myerhoff, B.(1986). Life not death in Venice: Its second life. In V. Turner & E. Bruner (Eds.). The anthropology of experience (pp. 261–286). Chicago: University of Illinois Press.

Todorov, T. (1977). The poetics of prose. Ithaca, NY: Cornell University Press.

Vygotsky, L. (1986). Thought and language. Cambridge, MA: MIT Press.

White, M. (1984). Pseudo-encopresis: From avalanche to victory, from vicious to virtuous cycles. Family Systems Medicine, 2(2), 150–160.

White, M. (1988, Spring). Saying hullo again: The incorporation of the lost relationship in the resolution of grief. Dulwich Centre Newsletter, 7–11.

White, M. (1995). Reflecting teamwork as definitional ceremony. In M. White (Ed.), Re-authoring lives: Interviews and essays (pp. 172–198). Adelaide, Australia: Dulwich Centre Publications.

White, M. (2000). Re-engaging with history: The absent but implicit. In M. White (Ed.), Reflections on narrative practice: Essays and interviews (pp. 35–58). Adelaide, Australia: Dulwich Centre Publications.

White, M. (2003). Narrative practice and community assignments. The International Journal of Narrative Therapy and Community Work, (2), 17–55.

White, M. (2004). Narrative practice, couple therapy and conflict dissolution. In M. White (Ed.),

Narrative practice and exotic lives: Resurrecting diversity in everyday life (pp. 1–41). Adelaide, Australia: Dulwich Centre Publications.

White, M. (2006). Narrative practice with families and children: Externalising conversations revisited. In M. White & A. Morgan (Ed.), Narrative therapy with children and their families (pp. 1–56). Adelaide, Australia: Dulwich Centre Publications.

图书在版编目（CIP）数据

叙事疗法实践地图：修订版／（澳）迈克尔·怀特
（Michael White）著；李明，曹杏娥，党静雯译. --重
庆：重庆大学出版社，2019.6（2024.6重印）
（心理咨询师系列）
书名原文: Maps of Narrative Practice
ISBN 978-7-5689-1530-4

Ⅰ.①叙⋯ Ⅱ.①迈⋯ ②李⋯ ③曹⋯ ④党⋯ Ⅲ.
①精神疗法 Ⅳ.①R749.055

中国版本图书馆CIP数据核字（2019）第049341号

叙事疗法实践地图（修订版）
XUSHI LIAOFA SHIJIAN DITU

〔澳〕迈克尔·怀特 著
李明 曹杏娥 党静雯 译
鹿鸣心理策划人：王斌

责任编辑：敬 京 版式设计：敬 京
责任校对：刘 刚 责任印制：赵 晟

＊

重庆大学出版社出版发行
出版人：陈晓阳
社址：重庆市沙坪坝区大学城西路 21 号
邮编：401331
电话：（023）88617190 88617185（中小学）
传真：（023）88617186 88617166
网址：http://www.cqup.com.cn
邮箱：fxk@cqup.com.cn（营销中心）
全国新华书店经销
重庆升光电力印务有限公司印刷

＊

开本：787mm×1092mm 1/16 印张：18 字数：212 千
2019 年 6 月第 1 版 2024 年 6 月第 4 次印刷
ISBN 978-7-5689-1530-4 定价：78.00 元